DE

L'HÉMORRHAGIE

DANS

L'OPÉRATION DE LA TAILLE

PAR

Alfred ROUXEAU,

Docteur en médecine de la Faculté de Paris,
Ancien interne des hôpitaux de Paris,
Ancien interne des hôpitaux de Nantes.

———

PARIS

ADRIEN DELAHAYE et E. LECROSNIER, ÉDITEURS

PLACE DE L'ÉCOLE-DE-MÉDECINE

1881

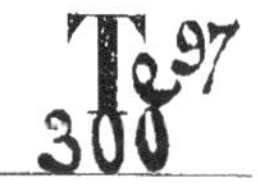

DE
L'HÉMORRHAGIE
DANS
L'OPÉRATION DE LA TAILLE

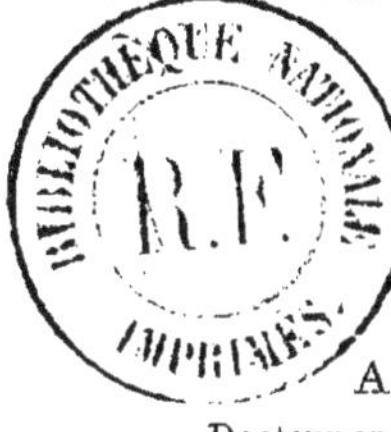

PAR

Alfred ROUXEAU,

Docteur en médecine de la Faculté de Paris,
Ancien interne des hôpitaux de Paris,
Ancien interne des hôpitaux de Nantes.

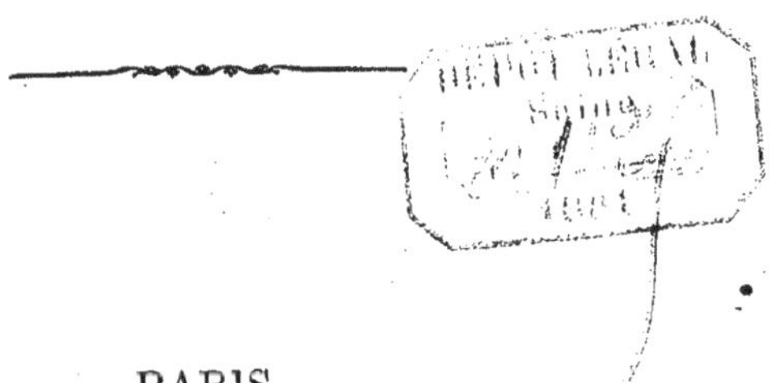

PARIS

ADRIEN DELAHAYE et E. LECROSNIER, ÉDITEURS

PLACE DE L'ÉCOLE-DE-MÉDECINE

—

1881

DE

L'HÉMORRHAGIE

DANS

L'OPÉRATION DE LA TAILLE

> L'hémorrhagie est tellement liée à l'opération de la taille qu'elle fait partie de son histoire.
>
> DUPUYTREN.

INTRODUCTION.

L'hémorrhagie est à peine mentionnée dans les livres anciens parmi les accidents de la taille. Le lithotomiste d'autrefois s'inquiétait peu de la perte de sang qui pouvait suivre l'opération, si même il ne la considérait comme une chose presque indispensable au rétablissement rapide de l'opéré. Cependant l'hémorrhagie était fréquente et terrible entre ses mains, alors que sans connaissances anatomiques précises et presque sans points de repère il enfonçait un peu au hasard ses instruments grossiers dans le périnée. Et aujourd'hui que grâce aux progrès du manuel opératoire la blessure des vaisseaux du périnée est devenue l'exception, l'hémorrhagie a pris rang définitivement parmi les accidents les plus à redouter de l'opération de la taille. C'est du reste la tendance générale de notre époque, qui devient chaque jour plus avare du sang des opérés, et il n'y a pas lieu de s'en étonner.

A en croire Heister, le *petit appareil* ne donnait qu'un écoulement sanguin peu considérable : était-il par hasard de quelque importance, on ajoutait à la canule d'argent qu'il était d'usage d'introduire dans la plaie après l'opération, quelques bourdonnets de charpie imbibés d'une liqueur styptique et ce simple moyen suffisait. Mais on doit plutôt dire avec Sanchez que l'hémorrhagie était fréquente dans cette opération qui lésait aveuglément, artères, bulbe et plexus périprostatiques ; et que là était un des motifs de son infériorité vis-à-vis la méthode qui lui succéda.

Cette méthode fut le *grand appareil*. On n'y incisait que sur un cathéter préalablement introduit dans la vessie ; aussi était-on davantage à l'abri de l'hémorrhagie ou tout au moins d'une hémorrhagie importante. Mais de ce que les chirurgiens qui le mirent en usage, Marianus Sanctus (1), A. Paré et les autres, en disent à peine quelques mots, il ne faut pas conclure que le grand appareil n'était jamais suivi d'un écoulement abondant de sang, car l'artère bulbeuse y était toujours coupée, et Jean des Romains sectionnait invariablement le bulbe dans toute sa hauteur.

Plus tard, avec la *taille latérale*, ce fut bien autre chose : les opérés de frère Jacques avaient des hémorrhagies effroyables qui les emportaient souvent. Méry, chez beau-

---

(1) De lapide renum liber. Venise, 1525.

coup d'entre eux dont il fit l'autopsie, trouva des blessures
terribles : section des vaisseaux et nerfs honteux, infiltration sanguine plus ou moins étendue sous le péritoine,
épanchements sanguinolents ou sanglants dans la cavité
péritonéale, etc. Et cependant frère Jacques ne croyait pas
perdre trop de sang : il ne liait jamais (Cheselden). Foubert
montre la même indifférence et il ouvrait aussi la honteuse : que de fois, dit Dechaîne (1), ne vit-on pas un gros
jet de sang s'élancer le long de la lame qu'il enfonçait au
hasard dans la vessie ! Garengeot (2), pas plus que Foubert,
Thomas, Ledran (3) et les autres, ne parle de l'hémorrhagie,
bien qu'il cherchât tous les moyens possibles d'éviter les
lésions vasculaires. Mais déjà, à la même époque, on voit
Collot (4) citer des cas d'hémorrhagie redoutable, Tolet (5)
en signaler la fréquence et le danger, frère Come (6) inven-
ter des moyens hémostatiques assez compliqués, Cheselden (7) enfin reconnaître que souvent chez ses opérés des
pertes de sang se succédaient d'une façon continue jusqu'à
la mort du patient qui en était parfois la conséquence directe.

Comment se faire alors, contre la fréquence et la gravité
de l'hémorrhagie, un argument du *silence* des auteurs du
siècle dernier à ce sujet? Tout au plus, ne peut-on voir
dans ce silence de quelques-uns que le mépris avec lequel
on traitait alors toute perte de sang et les moyens de l'é-
pargner. A une époque plus rapprochée de nous, Pelle-

(1) Parallèle nouveau.
(2) Taille latérale corrigée de ses défauts, 1730.
(3) Parallèle des tailles, 1728.
(4) Traité de la taille, 1728.
(5) Traité de la lithotomie, 1781.
(6) In Baseilhac.
(7) Taille atérale par la méthode perfectionnée de Cheselden.

tan (1), Deschamps, Boyer, Richerand (2) font une large mention de l'hémorrhagie dans leurs ouvrages, Leproust, Erard et d'autres y consacrent leur thèse inaugurale, tous enfin traduisent leur préoccupation dans les livres qu'ils ont laissés, comme leurs prédécesséurs l'avaient fait aussì par les modifications nombreuses qu'ils apportèrent à la taille latérale et dont sortit l'*opération latéralisée* de frère Côme, en France, celle de Cheselden, en Angleterre.

Dupuytren (3), encore plus convaincu que l'hémorrhagie dépendait d'une imperfection de procédé, créa la *taille bilatérale* qui permit dès lors d'éviter les *artères périnéales* plus souvent que la taille latéralisée la mieux faite. Sous l'influence des mêmes idées, Sanson (4) imagina la *taille recto-vésicale*, pendant que Vacca Berlinghieri (5), en Italie, Allarton, en Angleterre, renouvelaient en le perfectionnant le grand appareil sous le nom de *taille médiane*, procédé auxquels Bouisson, Civiale et Dolbeau apportèrent des modifications plus ou moins avantageuses qui ont gardé leurs noms.

Malgré tous ces perfectionnements, des faits nombreux d'hémorrhagie furent encore observés, même avec la taille hypogastrique; des autopsies vinrent prouver que l'opéré pouvait mourir au bout de son sang, même sans lésion d'une artère importante. Les blessures du *bulbe* furent alors étudiées : pour éviter cet organe, Nélaton modifia la

(1) Clin. chirurg., II, 1810.

(2) Nosogr. chirurg. et mém. de la Soc. méd. d'émul., t. VIII.

(3) Mémoire sur une manière nouvelle de pratiquer la taille Bégin, et Sanson, 1836, et mém. sur la lithot., 1812.

(4) Th. inaug., 1817.

(5) Memoria sopra il metodo di estrare la pietra. Pise, 1821, et sulla litotomia nei due sessi.

taille bilatérale qui le lésait souvent et en fit la *taille pré-rectale*. Par surcroît de précaution, Chassaignac avec l'é-craseur *linéaire*, Amussat avec l'*anse galvanique*, Vallette, de Lyon, avec les *caustiques*, enfin MM. Théophile Anger et Verneuil avec le *thermo-cautère* tentèrent d'annuler les dernières causes de danger.

Mais il restait encore une source d'hémorrhagie dont l'étude avait été un peu négligée jusqu'alors, c'est-à-dire la blessure des vaisseaux, des *veines* surtout qui enlacent le col vésical, blessure provoquée par une incision trop large ou les *déchirures que fait naître fatalement l'extraction violente d'un calcul trop volumineux*. Ce point, M. le professeur Guyon le fit ressortir en 1877 devant la Société de chirurgie, et c'est dans l'intention de l'étudier spécialement que d'après les conseils de notre maître nous avons entrepris ce travail. Mais nous nous sommes un peu écarté de notre idée primitive et avons été conduit à considérer l'hémorrhagie dans la taille à un point de vue plus général.

La taille est suivie d'un suintement sanguin qui s'arrête d'ordinaire spontanément après un temps plus ou moins court. Voici ce qui se passe pour l'ordinaire dans la taille bilatérale : l'incision de la peau et du tissu cellulaire sous-jacent s'accompagne tout au plus de quelques gouttelettes de sang, l'éponge en est à peine rougie. Au moment où le lithotome est retiré avec son écartement moyen de 34° à 35°, le sang commence à couler plus abondamment, parfois rouge, généralement noir et se prenant en caillot : cet écoulement atteint son maximum pendant l'introduction des ténettes, la recherche et l'extraction du calcul, pour s'arrêter ensuite graduellement, surtout après que quelques injections d'eau fraîche ont été envoyées dans la vessie et dans la plaie.

Nous avons plusieurs fois fait peser les caillots et, en tenant compte du sang mêlé à l'urine et au liquide des injections, de celui qui imbibait les éponges et les alèzes, nous avons pu en évaluer la quantité à 150 grammes au plus, chiffres qui s'écartent peu de ceux de Gross, de Philadelphie, qui estime la perte de sang, dans les cas ordinaires, à 4 ou 5 onces, et à la moitié dans bien des cas. Même, et cela se voit surtout dans la taille hypogastrique, l'opération peut se faire à *blanc* (Dolbeau).

D'abondance variable, du reste, suivant les cas, l'âge, les dispositions individuelles, le procédé opératoire employé, etc., cette perte de sang ne mérite le nom d'hémorrhagie qu'autant que, par son abondance ou sa durée, elle compromet les jours de l'opéré, de sorte que c'est tout autant l'état de faiblesse du sujet que la quantité de sang perdu qui la constitue.

Si le sang s'écoule en grande quantité pendant l'opération, on dit, comme pour toutes les hémorrhagies possibles, qu'elle est primitive; on la dit, au contraire, consécutive ou secondaire, quand elle ne débute qu'après que l'opéré a été reporté à son lit.

Le sang coule à ciel ouvert, en jet ou en nappe, suivant les dimensions ou la profondeur du vaisseau divisé, ou bien il reflue dans la vessie, et c'est alors une véritable hémorrhagie interne.

Il est fourni par des artères, des veines ou le bulbe, qui n'est, suivant le mot de Thompson, qu'une grosse expansion artérielle. Mais il est plus clinique de diviser l'hémorrhagie, au point de vue de son origine, en superficielle ou périnéale, profonde ou périprostatique, et en vésicale quand le sang provient de la muqueuse de la vessie.

Enfin l'abondance en peut varier depuis l'écoulement assez insignifiant pour qu'on soit tenté de l'abandonner à lui-même, jusqu'à l'hémorrhagie mortelle, qui tue le malade brutalement en quelques heures ou au bout de quelques jours par l'épuisement ou les complications qu'elle peut faire naître.

PREMIÈRE PARTIE

CHAPITRE PREMIER.

Fréquence.

Il est difficile d'être fixé sur la fréquence de l'hémorrhagie au milieu des appréciations si contradictoires des
auteurs. Les uns (1), en effet, la regardent comme une
complication sinon exceptionnelle, du moins peu commune
et rarement sérieuse, tandis que d'autres (2) la croient, au
contraire, fréquente et toujours d'une certaine gravité. De
plus, les faits sur lesquels ils s'appuient d'ordinaire sont

(1) Clot-Eey. Lancet ou Med. T., 1832-33, I, p. 668. Dolbeau,Pierre
dans la vess'e. Richet. Broca, Soc. de chirurg., 1864, p. 227. Breschet,
Arch. de medecine, 1825, p. 585. Civiale. Vidal de Cassis. Shaw.
Ch. Bell, Illustratives of the great operat. of surgery, London, 1821,
p. 131. E. Bell, Cours complet de chirurgie, tr. de Bosquillon, Paris,
an IV, t. II, p. 39 et suiv. Holmes Coote, etc.

(2) Pelletan, Clin. chirurg., t. II, p. 282. Dupuytren. Roux, Gaz. des
hôp., juin 1845. Sabatier, Méd. opérat. Chassaignac, Soc. de chirurgie. Cheselden, Taille latérale par la méthode perfectionnée de Cheselden, tr. Guérin. H. Smith, Med. Times, 1851, t. II, p. 532. Dorsey's
éléments of surgery, Philadelphia, 1813, II, p. 159 et suiv. Cadges,
British med. J. Coulson. Hervey Ludlow, Med Times, 1852, t. II,
p. 246, etc.

souvent trop peu nombreux, trop incomplets pour permettre d'en tirer aucune conclusion sérieuse (Gross).

Bien qu'une appréciation générale faite sans tenir compte des conditions particulières d'âge et de tempérament de l'opéré, du procédé opératoire employé, paraisse n'avoir qu'une importance clinique médiocre, cependant il est bon d'avoir une opinion à ce sujet, ne serait-ce que pour avoir un point de comparaison qui permette d'apprécier ensuite la valeur pathogénique de ces conditions particulières d'âge, de tempérament, etc.

Pour ce faire, nous avons recueilli, d'un côté, les diverses statistiques laissées par les auteurs au sujet de la fréquence de l'hémorrhagie, et, de l'autre, le plus d'observations de taille qu'il nous a été possible de réunir, c'est-à-dire, d'une part, 1,450 opérations environ, et de l'autre 900, plus une vingtaine recueillies à Necker (voir Tableaux I, II et III).

D'après l'examen de tous ces faits, nous pouvons dire que *la taille semble suivie d'hémorrhagie dans près d'un septième des cas.*

L'hémorrhagie est donc un accident d'une certaine fréquence. Mais celle-ci peut être modifiée par certaines circonstances dont il faut tenir compte dans une appréciation exacte. En d'autres termes, quelles sont les circonstances qui la favorisent, quelles sont celles qui en éloignent les chances?

a). DU CÔTÉ DE L'OPÉRÉ.

De toutes les circonstances inhérentes au *sujet,* l'âge est certainement celle qui a la plus grande influence. Ainsi, la vieillesse y prédispose singulièrement; c'est l'opinion unanime des auteurs et elle s'explique facilement, car si chez l'enfant l'étroitesse du bassin expose davantage les gros vaisseaux à l'action de l'instrument tranchant en les rapprochant de la ligne médiane, du moins à cet âge, circonstance bien autrement importante, la vascularisation et la congestion pelviennes sont insignifiantes et, en tous cas, beaucoup moindres qu'à toute autre époque de la vie. Les chiffres que nous avons pu réunir confirment cette manière de voir. De plus, ils semblent indiquer que *dans l'enfance l'hémorrhagie se voit un peu plus souvent avant 2 ans* que dans les années qui suivent, et *que c'est de 40 à 50 ans que se voit le maximum de fréquence* de l'hémorrhagie, celle-ci devenant un peu plus rare dans la vieillesse (voir Tabl. IV, V et VI).

L'état de santé et la constitution de l'opéré ne paraissent, au contraire, avoir qu'une influence médiocre et l'on peut dire que l'hémorrhagie, envisagée d'une façon générale, — car nous verrons plus loin, pour l'hémorrhagie secondaire en particulier, qu'il n'en est plus de même, — se voit presque aussi souvent chez les gens forts et vigoureux que chez les sujets malingres, chétifs et irritables (Tabl. VII).

Les chances d'hémorrhagie paraissent un peu augmenter avec la durée de la maladie calculeuse, et il est rare que l'accident se voie chez des sujets qui ne souffrent de leur pierre que depuis peu de temps. Cela tient, mais nous reviendrons bientôt sur ce sujet, à ce que, chez les vieux calculeux, la vascularisation périnéale et pelvienne est considérablement développée (Tabl. VIII). Quant au plus ou moins d'intensité des souffrances, si quelques-unes de nos observations concernent des opérés qui ont beaucoup souffert, d'autres aussi ont trait à des malades qui n'ont eu que des souffrances légères, quelques-uns même n'avaient jamais senti leur calcul.

On doit redouter beaucoup l'hémorrhagie chez les calculeux qui sont atteints en même temps de rétrécissements de l'urèthre et qui portent des fistules urinaires. C'est au point que, pour ce simple motif, des chirurgiens ont pu, exprès, s'adresser à la taille médiane et même la taille hypogastrique au lieu de la taille latéralisée, qui eût été possible et qu'ils avaient l'intention de faire. Ce n'est pas que l'hémorrhagie soit fatale (1) alors, mais elle a au moins une grande fréquence dans de pareilles conditions (Tabl. IX).

On doit la redouter peut-être encore davantage lorsqu'on voit le calculeux saigner beaucoup après chaque athétéris me ou tentative de lithotritie (2), ou encore avoir de fréquentes hématuries spontanées (opéré de Rigby). Mais quant aux hémorrhoïdaires, nous avons trop peu de cas pour pouvoir en rien conclure : disons seulement que chez les deux où nous ayons vu mentionner la présence d'hémorrhoïdes, il n'y eut pas d'hémorrhagie (Tabl. X).

Telles sont les circonstances inhérentes à l'opéré qui peuvent faire craindre l'hémorrhagie. Au contraire, elle est bien peu à redouter lorsque l'opéré en est à sa seconde ou troisième opération. Roux (3), qui avait mentionné ce

---

(1) Un opéré de Lawson (Lancet, 18'/0, I, p. 635 ou 695) est particulièrement intéressant à ce sujet. C'est un homme de 36 ans, affecté d'un rétrécissement de l'urèthre avec fistules périnéales, une énorme prostate derrière laquelle se trouvait un énorme calcul et qui de plus avait sur les jambes un rash hémorrhagique dont une nouvelle poussée survint le jour de l'opération. Il n'y eut pas d'hémorrhagie.

(2) Obs. de Reliquet, Gaujot. Gaz. des hôp., sept. 1878. Richet, Teevan.

(3) Gaz. des hôp., 1846, p. 178.

fait, l'explique en disant qu'alors le bistouri n'a plus à traverser qu'une région rendue moins vasculaire par l'oblitération des vaisseaux coupés dans la première. Williams (1), dans un rapport sur les tailles récidivées, donne une série de 28 cas, dont pas un ne présenta l'accident. Sur 20 cas de cette nature que nous avons recueillis, 19 fois il n'y eut pas le moindre écoulement un peu sérieux, et cependant l'un d'eux, l'opéré de Coulson (2), avait eu une hémorrhagie abondante la première fois. Seul, le taillé de Dupuytren (3), enfant de 8 ans, qu'il avait opéré par la taille bilatérale, eut une perte de sang aussi abondante qu'à la première fois, où, pour ce motif, on avait été obligé de remettre l'extraction de la pierre. Nous pouvons donc, avec Roux et Williams, admettre que l'hémorrhagie est exceptionnelle dans la taille récidivée. Nous ne parlons pas ici, bien entendu, des opérations réitérées à quelques jours d'intervalle seulement, car alors les chances d'hémorrhagie augmentent au lieu de diminuer, témoin ce fait de Bégin (4) qui faillit perdre son opéré de l'hémorrhagie qui suivit (l'opération avait été renouvelée au bout de vingt et un jours).

b). DU COTÉ DE L'OPÉRATION.

La taille se compose en réalité de deux opérations : dans l'une, l'opération préliminaire, on ouvre la voie au calcul, dans la seconde, on l'extrait.

1° Or, suivant qu'on fait telle ou telle incision, on aura

(1) Lancet, 1878, I, p. 235.
(2) Lancet, 1862, II, p. 171.
(3) Dupuytren.
(4) Voir bibliogr.

plus ou moins de sang répandu. Et bien que, dans une incision faite rigoureusement, et nous les supposons toutes
ainsi pour le moment, il est ordinaire d'éviter les vaisseaux de la région, cependant on peut poser en fait que
d'une façon générale l'opération la plus fréquemment suivie d'hémorrhagie est la latéralisée ; vient ensuite la bilatérale, la médiaue, la recto-vésicale et enfin l'hypogastrique (Tabl. XI, XII et XIII). Mais les statistiques varient
tellement qu'on ne saurait être aussi affirmatif que Dupuy
tren, par exemple, et dire avec lui que l'hémorrhagie tue
deux fois moins d'opérés avec la taille bilatérale qu'avec
l'opération latéralisée.

En effet, il existe des séries malheureuses de taille bilatérale, et si par contre la taille latéralisée a été souvent
sanglante, notamment entre les mains de Lawrence et de
Fergusson, du moins elle l'est parfois si peu que Thompson la regarde comme exposant beaucoup moins que la
bilatérale au danger de l'hémorrhagie.

Nous pourrions dire la même chose de la taille médiaue
de la recto-vésicale, voire même de l'hypogastrique. Au
temps de Souberbielle on ne connaissait encore que dix
cas d'hémorrhagie après cette opération. Depuis on a re-
connu que là encore c'était un accident avec lequel il fallait compter (Civiale (1), Sanson, Vidal). Legouest, Dolbeau
en citent des cas. On connaît ceux de Thornill (2), frère
Côme (3), Belmas (4), Morand (5), Pye (6), Voillemier (7)

(1) Cystot., 1871.
(2) Taille au haut appareil.
(3) Taille hypog., 1779.
(4) Cystot. sus-pubienne.
(5) Taille au haut appareil.
(6) Ibid.
(7) Gaz. des hôp., 1863, p. 404.

Rouxeau.   2

Tonnellé, Cazenave. Nous en pouvons encore citer d'Amussat (1), Civiale (2), Dulles (3), Stare (4), Guérin, Dussaussoy (5), etc., etc. Mais cependant ces cas sont rares, on peut dire que la taille hypogastrique n'expose pas à l'hémorrhagie ; mais ici encore il peut exister des séries malheureuses, et ces faits montrent bien : 1° que l'incision n'est pas dans l'opération de la taille la seule source de l'hémorrhagie.

2° Qu'il faut compter encore avec l'extraction. C'est là un sujet sur lequel nous devons revenir plus en détail. Contentons-nous pour le moment de dire que lorsqu'on constate l'existence d'une grosse pierre, on peut redouter entre autres complications, que l'hémorrhagie ne se montre à la suite de l'opération.

Quant à la taille des femmes, à l'exception de la vestibulaire, l'hémorrhagie y est rare. Nous en avons cependant recueilli cinq cas.

CHAPITRE II.

Hémorrhagie primitive.

C'est pendant l'opération que survient d'ordinaire l'hémorrhagie. Ainsi sur les 380 et quelques observations d'hémorrhagie à la suite de la taille que nous avons recueillies,

(1) Gaz. des hôp., 1831, p. 310.
(2) Lancet, 1829-30, II, p. 223.
(3) Amer. Journ., 1877, p. 116.
(4) Ibid.
(5) Velpeau. Méd. opér., t. II.

238 fois elle est notée comme primitive, 100 fois comme consécutive, et dans une cinquantaine de cas il y eut à la fois hémorrhagie primitive et hémorrhagie consécutive.

Elle peut débuter dès le premier coup de bistouri ou ne se montrer qu'au moment de l'incision du col ou même de l'extraction du calcul.

1° HÉMORRHAGIE SURVENANT PENDANT LE TEMPS DES INCISIONS PRÉLIMINAIRES.

A. — *Blessures artérielles (tailles bilatérales ou latéralisées)*

Le périnée reçoit ses **artères** de la honteuse interne. Quelques veines traversent bien aussi la région, mais ce sont surtout les artères et le bulbe uréthral qui fournissent le sang à ce moment de l'opération, c'est-à-dire jusqu'au moment où le lithotome est introduit dans le col de la vessie.

Les artères du périnée sont les hémorrhoïdales inférieures ou externes, la superficielle et la bulbeuse, toutes branches de la honteuse interne. Enfin le tronc de la honteuse elle-même appartient aussi à la région.

Les divers procédés de taille ont été choisis de façon à éviter ces vaisseaux et on les évite toujours en effet dans les circonstances normales, c'est-à-dire lorsqu'on fait convenablement son incision dans l'étendue et la direction prescrites, et quand il n'y a aucune anomalie sérieuse des artères du périnée.

En effet, pour éviter la superficielle, il suffit, aussi bien dans la taille bilatérale que dans la latéralisée, de faire son incision de façon que l'extrémité inférieure ou les deux extrémités tombent au milieu de la ligne qui joint l'anus à l'ischion. Malheureusement pour éviter le rectum chez le vieillard on peut être obligé de léser la superficielle en commençant son incision trop haut ou en la latéralisant plus qu'il n'est de règle. Hormis ces cas, dans une opération bien faite, la superficielle n'est lésée que quand elle a un parcours anormal.

De même pour la bulbeuse, ce vaisseau dont la blessure a causé plus d'une hémorrhagie terrible (1) et qu'Harrison redoutait à l'égal de la honteuse. Velpeau, qui du reste la disait de trop petit calibre pour être dangereuse, a bien affirmé que la bulbeuse était toujours coupée, quoiqu'on fît; mais on doit regarder cette opinion comme aussi exagérée que celle de Shaw (2), qui soutenait, lui, qu'elle est absolument inaccessible. Le fait est que, à moins d'anomalie, ce qu'il est impossible de prévoir, on peut toujours l'éviter pour peu qu'on commence son incision un peu bas.

Les hémorrhoïdales inférieures, de même, ne peuvent guère être blessées à moins d'anomalie. Velpeau est du reste le seul qui paraisse croire que l'hémorrhagie de ces artères puisse avoir un certain caractère de gravité. Il faudrait alors qu'elles fussent bien anormalement volumineuses.

La honteuse est très difficile à atteindre, quand même on le voudrait, sauf peut-être chez l'enfant. Sa situation la rend absolument inaccessible, et le fait a été prouvé par les expériences de Béclard et de Blandin. Éloignée d'environ 3 1/2 à 4 centimètres de l'anus, au niveau de l'ischion, seul endroit où elle pourrait être atteinte, il faut la cher-

(1) Roux. Tyrrel. Lancet, 1824, p. 670 ou 676. — Gross.
(2) Manuel d'anat., p. 123 Lancet, 1825, p. 276).

cher de plus à 4 centimètres à peu près au-dessus de l'extrémité inférieure de cette tubérosité (Richet, Lawrence (1),
ce qui ajouté à l'épaisseur de la racine du corps caverneux
doublée des téguments donne une profondeur totale de
6 centimètres. Et qu'on ne croie pas que sa situation puisse
être influencée par la position des sujets ou les tiraille-
ments exercés sur les tissus par le chirurgien : elle est
fixée au côté externe du triangle périnéal antérieur par le
plan musculo-aponévrotique de Carcassonne qui lui forme
une sorte de canal fibreux dans lequel elle est maintenue
d'une façon immuable. Elle est donc invulnérable.—D'autre
part, il existe des faits authentiques de blessure de ce
vaisseau, et sans parler des accidents arrivés à frère
Jacques, Raw, Foubert, Garengeot, nous pourrions citer
nombre d'opérateurs distingués qui ont eu ce malheur,
entre autres Deschamps, Physick, Ch. Bell, Crosse, Everard Home, Klein (2), etc. Roux depuis l'année où il écrivit
son Parallèle 1814), dans lequel il s'élevait énergiquement
contre la possibilité de la blessure de la honteuse, fut
obligé par la suite de reconnaître son erreur : il dut en
effet maintes fois lier ce vaisseau. — Pour expliquer ces faits,
qui sont en contradiction formelle avec les expériences
anatomiques, il faut nécessairement admettre qu'ils ont
été provoqués par une anomalie du vaisseau.

Nous allons nous arrêter un peu sur ces anomalies artérielles du périnée.

M. le professeur Richet les dit assez rares. Mais Lawrence (3) les croit au contraire très fréquentes, et vu cette

(1) Med. T., I, p, 142, 1850.
(2) S. Cooper. Pathol. chirurg., tr. Delamare. Paris, 1855, p 798.
(3) Med. T., 1850, I, p. 142.

fréquence, ajoute-t-il, il est étonnant que l'hémorrhagie ne soit pas plus fréquente qu'elle ne l'est.

Toutes les artères du périnée] peuvent en présenter dans leur origine, leur calibre ou leurs dimensions.

La *honteuse* peut être d'un calibre beaucoup plus considérable qu'à l'état normal : c'est qu'alors elle fournit le sang à tout le périnée, celle de l'autre côté n'existant pas(1),

Elle peut s'écarter de l'ischion immédiatement après son entrée dans la région périnéale antérieure et venir se placer, toujours située dans l'épaisseur de l'aponévrose moyenne, dans l'aire du triangle ischio-bulbaire, en se rapprochant beaucoup du bulbe, presque parallèlement à l'artère bulbeuse, pour se terminer ensuite comme de coutume. Dubrueil (2), Lawrence (3) et Richet (4) en ont rencontré des exemples.

D'autres fois on rencontre un vaisseau plus ou moins volumineux dont l'origine est variable, qui vient immédiatement se placer contre la vessie, court le long de la prostate, et passant sous l'arcade pubienne avec les veines dorsales, devient la dorsale du pénis. Dans ces cas la honteuse peut manquer à sa place normale, et alors on peut regarder ce vaisseau comme la honteuse elle-même (5) ; d'autres fois la honteuse, très grêle alors généralement, existe à sa place habituelle et la branche anormale peut

---

(1) Med. Times, 1850, I, p. 142.

(2) Malgaigne. Méd. opér.

(3) Med. T., 1850, I, p. 142.

(4) Anat. chirurg.

(5) C'est Winslow (Anat. artères, §§ 249 et 251) qui, le premier, attira l'attention sur ce sujet ; depuis, cette anomalie a été signalée bien des fois : Vésale, Sylvius, Highmore, Haller, Monro, Mocckel, Hulmes, Tiedman, Béclard, Barclay, Allan Burns, Velpeau (Anat. chir., p. 255, Harrison (Anat. of the arteries, II, p. 116), Shaw, etc.

passer pour la bulbeuse (Belmas, Lawrence). Ce n'est du
reste qu'une question de mots. Cette branche anormale
peut naître de l'iliaque, comme dans les cas d'Harrison, et
celui que Morton (1) présenta en 1837 à University Col-
lege M. S., ou bien de la honteuse et aux points les plus
variables (Lawrence) ; parfois c'est l'obturatrice qui la
fournit, que ce vaisseau soit lui-même normal (cas de De-
nonvilliers) ou anormal, comme dans le cas de Hulmes où
il provenait de l'épigastrique ; on l'a vu enfin fournie par
l'ischiatique et même par les vésicales. — Quelle que soi
son origine, la branche anormale vient côtoyer la prostate,
dont elle longe la face latérale correspondante, ou plutôt,
ce qui est plus fréquent d'après Quain (2), la partie postéro-
latérale. On l'a même vue traverser la glande de part en
part. Cette anomalie serait assez fréquente au dire de
Shaw, et Harrison l'a rencontrée très souvent chez les enfants. Il est probable que c'est à elle que sont dus la plu-
part des cas de blessure de la honteuse. L'autopsie a permis, du reste, de le constater plus d'une fois. Tout le monde
connaît le fait de Shaw (3) ; le même malheur arriva à
Syme (4) en 1831 : la mort arriva rapidement chez un de
ses opérés, du fait de l'hémorrhagie, et pourtant le vaisseau blessé, raconte Syme, n'était pas beaucoup plus gros
qu'une artère *digitale.*

L'anomalie la plus fréquante de la *bulbeuse* est sa naissance par un tronc commun avec la superficielle ; la bifur-
cation se fait alors, soit au niveau du muscle transverse,
soit en avant, soit en arrière ; dans ce dernier cas, la bul-

(1) Amer. Journal, 1837. p. 479.
(2) Lancet, 1841-42, t. II, p. 481.
(3) Lancet, 1825-26, p. 271.
(4) Lancet ou Med. T., 1831-32, t. II, p. 34.

beuse empiète fatalement sur l'aire opératoire et il en peut
résulter une hémorrhagie plus ou moins grave, mortelle
même, comme le fait arriva à Kerr, d'Aberdeen (1).

Il est encore assez commun de voir deux bulbeuses.
M. Richet (2) en a fait dessiner un cas dans son anatomie
chirurgicale : la bulbeuse anormale provenait de la périnéale
superficielle, perforait le transverse et venait se placer dans
l'aire du triangle ischio-bulbaire.

La *superficielle du périnée* est le vaisseau dont l'origine,
la direction, la situation et la grosseur sont les plus variables. Aussi est-ce presque toujours ce vaisseau ou le pré-
cédent qui est la source de l'hémorrhagie, ou tout au moins
de l'hémorrhagie artérielle dans la taille. Il donne alors
plns ou moins de sang, suivant que c'est la superficielle
elle-même ou ses ramifications qui ont été atteintes, qu'elle
est plus ou mois grosse, qu'elle a été coupée plus ou moins
près de son origine. Lawrence (3), Holmes. Coote citent des
cas d'hémorrhagie grave qui avaient cette source, et l'on
peut lire dans le numéro du 15 septembre 1852, du Provincial med. and surgic. Journal, la relation d'une mort rapide survenue dans ces circonstances.

Enfin, les *hémorrhoïdales inférieures* peuvent naître
plus haut que de coutume, traverser la fosse ischio-rectale
et être ainsi exposées au couteau de l'opérateur ; mais leur
blessure est rarement dangereuse.

Si nous nous sommes un peu étendu sur ces anomalies
des artères du périnée, c'est, nous le répétons, qu'elles sont
la cause de l'hémorrhagie artérielle de la taille (4), c'est

(1) Gross'practical treatise, etc.
(2) Loco citato.
(3) Lancet, 1864, I, p. 61.
(4) Influences des variétés anat. sur les opér. chirurg. P. Robert, in
Journal des progrès des sciences et institut. médic. Paris, 1828,
t. VIII.

dire que cette hémorrhagie artérielle ne peut être évitée volontairemeut, ce qui la distingue de l'hémorrhagie veineuse, comme nous le verrons tout à l'heure, et que le chirurgien ne saurait être incriminé quand elle survient. (Boyer.)

Enfin, nous aurons tout dit sur cette hémorrhagie artérielle quand nous aurons ajouté : que c'est elle qui se voit le plus souvent (1), ce qui explique pourquoi elle a été la seule mentionnée pendant longtemps ; enfin qu'elle apparaît surtout pendant les incisions préliminaires, et quelquefois après l'incision du col de la vessie (obs. I et VIII).

B. — *Blessures du bulbe (tailles latéralisées, bilatérales et médianes).*

Nous n'avons pas à entrer ici dans une description anotomique détaillée du bulbe de l'urèthre ; mais il est un point sur lequel nous devons nous arrêter un peu : les rapports de cet organe avec le rectum.

Le bulbe lorsqu'il est injecté est presque aussi gros que le gland (Tillaux). Il est loin du reste d'avoir les mêmes dimensions chez tous les sujets et à tous les âges ; rudimentaire chez l'enfant, il augmente beaucoup chez l'adulte et atteint son maximum chez le vieillard (2). — Cette aug-

---

(1) Tableau XIV.

(2) Distance du bulbe au rectum appréciée par les auteurs :

Blandin	0.022
Bouisson	0.025
Dolbeau............	0.015
Dorsey.............	0.000 à 0.012
Dupuytren.........	0.020 à 0.022
Jarjavay	0.016 à 0.020
Malgaigne.........	0.010 à 0.022
Richet.............	0.012 à 0.015
Sappey............	0.012 à 0.012 (adultes) 0.010 à 0.012 (vieillards)

mentarion de volume le rapproche, à cet âge, du rectum
au devant duquel il est situé. Le développement de l'am-
poule rectale, si fréquent également dans la vieillesse, a le
même résultat ; et bien que Malgaigne ait déclaré que l'é-
lévation anormale de la symphyse agissait de la même façon, en augmentant la courbure de l'urèthre, il est de fait
que c'est chez le vieillard que se trouvent surtout les
causes de rapprochement de ces deux organes, rapprochement qui peut aller jusqu'au contact immédiat, et que c'est
à cet âge que le bulbe est le plus exposé au couteau de
l'opérateur (1).

Il était naturel de redouter la blessure d'un organe de
structure si analogue à celle des corps caverneux ; et cependant, au siècle dernier, on ne voit guère que Méry et
Garengeot à avoir eu de pareilles craintes. Après l'invention de la taille bilatérale, opération dans laquelle on lèse
souvent la pointe du bulbe, Béclard fut sans doute témoin
de quelques accidents assez sérieux qui en résultèrent,
car il ne voulait de cette opération que chez l'enfant. Malgaigne, Chassaignac partagèrent ses craintes ; Maison-
neuve (2) en vint à craindre moins la blessure du rectum.
badges (3), en Angleterre, se convainquit que le bulbe
était une source fréquente d'hémorhagies plus ou moins
graves, car ses opérations de taille médiane lui donnèrent
toujours beaucoup de sang. C'était l'avis de Bégin, Giraldès (4) et d'autres en France. M. Alph. Guérin attribue à
a blessure du bulbe un bon nombre des cas d'hémorrha-

---

(1) D'après Dorsey, chez les vieillards on verrait aussi les plus
grandes variations dans la distance du bulbe au rectum.
(2) Gaz. des hôp., 1849, p. 81.
(3) British med. J., 1873, t. II, p. 426.
(4) Soc. de chir., 20 nov. 1867.

gies dans la taille, et c'est pour l'éviter que Nélaton imagina la taille prérectale, qui n'est du reste qu'une légère modification de la bilatérale.

En effet, indépendamment des autres accidents plus ou moins graves que peut déterminer sa lésion, le bulbe peut être considéré avec Thompson comme une grosse artère qui donne autant de sang que si la bulbeuse était divisée et avec une hémostase plus difficile à réaliser. De plus, en sectionnant le bulbe, on s'expose généralement à couper une des deux bulbeuses à l'endroit où elle pénètre l'organe (Demarquay).

Et cependant beaucoup de chirurgiens se préoccupent peu de cette blessure. Sans parler ici de ceux du siècle dernier, nous voyons, de nos jours, Sédillot, Legouest (1) déclarer que la section du bulbe n'offre aucun inconvénient et que l'écoulement qui en résulte d'ordinaire s'arrête très vite et spontanément, et beaucoup d'autres être du même avis : Walmé (2), Civiale, Podraski, Vidal de Cassis, Jamain, Giniez (3), W. Roser, Bouisson, etc. Mais les calculeux dont Bouisson sectionnait fatalement le bulbe dans son procédé de taille médiane (4), n'étaient presque tous que des enfants, c'est-à-dire des sujets à bulbe rudimentaire, et W. Roser, quand il dit avoir divisé pour sa part au moins vingt fois le bulbe sans avoir d'hémorrhagie, prenait la précaution de jeter toujours, dans ce cas, une ligature médiate sur l'artère de ce renflement. Il le dit du reste.

(1) Méd. opérat., p. 648.
(2) Th. Paris.
(3) Th. Paris, 1828.
(4) Bouisson commençait toujours son incision à 3 et 4 centimètres de l'anus.

Il est vrai aussi qu'il existe des faits incontestables de blessure du bulbe de l'urèthre qui ne furent pas suivis de la moindre hémorrhagie. C'est ainsi qu'un opéré de Labbé (1) qui eut le bulbe blessé dans la lithotritie périnéale n'eut pas d'hémorrhagie ; de même Verneuil (2), chez un homme de 29 ans, qui mourut d'infection purulente à la suite de la taille, trouva le bulbe coupé dans l'étendue de 1 centimètre à peu près, sans qu'il y eût eu le moindre écoulement de sang uu peu notable pendant la vie ; enfin, dans Medico-surgical Review d'avril 1833, on peut trouver aussi le cas d'un homme mort d'un abcès pelvien à la suite de la taille, sans avoir eu d'hémorrhagie et dont l'autopsie montra une section nette du bulbe de l'urèthre.

Mais ces cas sont exceptionnels. Nous n'avons trouvé, il est vrai, que trois cas d'hémorrhagie tenant à une lésion du bulbe, constatée à l'autopsie. Mais parmi ceux qui guérirent, et principalement dans 18 cas de taille médiane, il est probable que ceux où le sang est indiqué comme venant en nappe de l'angle antérieur de la plaie ou de la partie médiane de sa lèvre antérieure, sont des cas de blessure du bulbe. En réalité, il ne faut pas croire à la bénignité des blessures de cet organe et tailler indifféremment dedans. On le reconnaît d'ordinaire assez facilement à sa coloration bleuâtre sous la mince couche que lui forme le bulbo-caverneux, et en se souvenant du conseil de M. Alph. Guérin, de ne jamais ponctionner l'urèthre que dans un endroit où on puisse sentir la rainure du cathéter. Et dès lors qu'on le reconnaît, il est facile à éviter, sinon par une sorte de dissection de la paroi antérieure du rectum,

(1) Gaz. des hôp., 1870, p. 7
(2) Th. Walmé.

comme le faisait Nélaton, 'dn moins en apportant de l'attention à ne pas faire son incision trop loin de l'anus et en sectionnant, couche par couche et sans se presser, les tissus du périnée. D'après Reliquet, on pourrait reporter le bulbe en avant, après avoir sectionné les attaches fibreuses qui l'unissent au sphincter de l'anus. Dans la taille latéralisée, il en est de même, et suivant M. Guérin, si le bulbe se présente sous le bistouri, il est facile de le repousser à droite. Il n'est pas enfin jusqu'à la taille médiane, dans laquelle on ne puisse l'éviter. Les observations de Dolbeau(1) en font foi : chez 10 taillés de 25 à 70 ans, jamais le bulbe ne fut atteint ; dans 3 opérations on put le voir intact dans l'angle antérieure de la plaie, et 2 fois l'autopsie le montra indemne de tout traumatisme.

Il faut donc éviter le bulbe autant qu'on peut, et on a de plus, en procédant ainsi, l'avantage d'éviter par là même tous les vaisseaux considérables du périnée (Ch. Bell (2), et on est inexcusable de tailler indifféremment dans cet organe quand rien n'y oblige.

Nous venons, avec les plaies des artères et celles du bulbe de l'urèthre, de passer en revue les sources du sang dans le premier temps de l'opération de la taille; c'est-à-dire pendant les incisions préliminaires. Exceptionnellement, l'hémorrhagie a une autre origine, une plaie du rectum (3), l'ouverture d'une grosse veine périnéale, sans parler bien entendu des faits analogues à celui de Keith (4), qui perdit son opéré de l'hémorrhagie que détermina, au début de l'opération, l'introduction du cathéter.

(1) Pierre dans la vessie, p. 363.
(2) Illustratives of surgery.
(3) Nous en avons recueilli 3 cas (voir tableau XIV).
(4) British med. J., 1837, t. II.

2° TEMPS. — (*Incision du col.* — *Extraction du calcul.*) —
Blessures veineuses (sous les procédés de taille prosta-
tique).

Les artères du périnée, à l'étage supérieur, sont de peu
d'importance, et à l'exception de la petite branche citée par
Jarjavay, grosse à peine d'un demi-millimètre, qui entoure
extériéurement le col vésical, il n'y a guère, dans cette région, que de rares et insignifiantes artérioles qui rampent
dans le tissu cellulaire périprostatique. Quand les artères
seraient un peu plus développées qu'à l'ordinaire et pla-
cées dans l'épaisseur du col, vu leurs petites dimensions,
leur section ne serait pas pour l'ordinaire d'un grand inconvénient. Il y a bien entendu des exceptions ; Cheselden.
Bégin, Ch. Bell (1), W. Roser, Quain (2) citent des faits
d'hémorrhagie provenant de cette source, et même l'opéré
de Quain en mourut. Mais enfin, à quelques exceptions
près (3), et sauf les cas heureusement assez rares de l'anomalie terrible de la honteuse dont nous avons parlé, on
peut dire que l'écoulement sanguin qui suit l'incision du
col de la vessie est de nature veineuse.

C'est en effet le système veineux qui prédomine à l'étage
supérieur du périnée, où il est abondamment distribué
autour de la prostate. C'est à Lenoir (4) qu'on doit la première description de ces plexus périprostatiques. Voici la
description qu'en donne M. le professeur Richet : « Véri-

(1) Cours complet de chirurgie.
(2) Lancet, 1841, t. I, p. 481.
(3) Voir encore deux faits de ce genre à nos observations.
(4) Veines du bassin chez l'homme. Th, Paris, 1833.

tables canaux, dit--il, dont la présence complique beaucoup la dissection par la quantité de sang qu'ils retiennent, elles occupent surtout le sommet du triangle formé par la région périnéale antérieure et sont rassemblées autonr de l'urèthre et de la prostate en y formant les plexus prostatiques dont les vésiceux ne sont que la continuation.... La richesse de ce réseau varie avec les individus, mais surtout avec les âges : petites et peu nombreuses chez les enfants, chez le vieillard elles sont énormes, encadrent littéralement la portion musculeuse de l'urèthre, la prostate, le col vésical et le bas-fond de la vessie, dans un lacis dont les mailles sont tellement serrées que c'est à peine si l'on peut, chez les sujets bien injectés, distinguer le tissu propre, de ces organes..... Les mailles veineuses sont si intimement mêlées aux plans fibreux qui environnent la prostate qu'on éprouve les plus grandes difficultés à isoler le tissu propre de la glande au milieu de tous ces éléments divers (1). »

La muqueuse vésicale au niveau du col est couverte d'un plexus circulaire très serré, dont l'état variqueux est fréquent, surtout chez les vieillards, et la section capable de donner lieu à un écoulement de sang plus ou moins abondant (Gillette) (2) ; une simple érosion de la muqueuse, telle que pourrait en produire le cathétérisme, suffit même parfois : Désormeaux (3) vit ainsi une hémorrhagie fort grave.

Le tissu prostatique est assez pauvre en veines, aussi

(1) Anat. chirurg. — On voit bien cette richesse des plexus périprostatiques sur une planche du mémoire de Jarjavay. Recherches sur l'urèthre de l'homme.

(2) Recherches anat. sur les veines vésicales et les plexus veineux intra-pelviens. Journal d'anat. et de physiol. de Robin, 1869, p. 470.

(3) Bull. Soc. chir., t. I, p. 763.

bien qu'en artères : l'injection la plus fine y dessine à peine quelques arborisations (Segond) (1). Mais il lui arrive par-fois d'être traversé par un plexus veineux assez riche pour que la simple incision du tissu prostatique puisse être suivie d'une hémorrhagie abondante (Velpeau) (2) : ces plexus sont alors des anastomoses qui unissent les plexus sous-muqueux aux plexus périprostatiques.

Avec une aussi grande richesse du système veineux dans une région que le bistouri doit traverser pour ouvrir la voie au calcul, il est étonnant qu'on se soit aussi peu oc-cupé des veines comme source de l'hémorrhagie dans la taille. Sauf quelques exceptions, comme W. Roser, Shaw (3), Hervey Ludlow (4), Vidal de Cassis (5), la plu-part des auteurs quand ils mentionnent ce fait en disent quelques mots à peine, si même ils ne le nient pas, comme Bégin, qui délare ne pouvoir admettre facilement que la blessure des veines périprostatiqnes puisse donner lieu à un écoulement de sang difficile à arrêter.

Et pourtant les faits d'hémorrhagie veineuse, sans avoir à beaucoup près la fréquence de l'hémorrhagie artérielle, se voient encore assez souvent : nous en avons relevé 26 cas bien et dûment constatés (tableau XIV), et nous y pour-rions joindre une douzaine d'autres où il est dit que l'hé-morrhagie n'était pas artérielle et que le bulbe était intact, ce que l'autopsie permit de constater.

Du reste, dans la taille, et nous le répétons ici, l'écoule-

(1) Th. Paris, 1880, p. 101.
(2) Anat. chirurg.
(3) Manuel d'anat., p. 103.
(4) Med. T., 1852, t. II, p. 466.
(5) Annales de la chirurgie, IV, 1842, p. 61, et Pathologie chirurg., p. 301.

ment sanguin est d'ordinaire veineux : il commence surtout au moment de l'incision du col, atteint son maximum
pendant l'extraction du calcul, pour s'arrêter d'ordinaire
assez vite et spontanément : il sort de la profondeur de la
plaie, noir, coulant en nappe, bref avec tous les caractères
du sang veineux. Dans ces cas ordinaires dont nous parlons, c'est-à-dire dans ceux qui ne s'accompagnent pas
d'hémorrhagie, le sang paraît provenir surtout de la section
des plexus veineux sous-muqueux du col vésical et des
anastomoses veineuses qui traversent parfois le tissu prostatique. Il est probable que quand l'écoulement veineux à
ce moment devient assez abondant pour constituer une
hémorrhagie véritable, c'est qu'alors les plexus périprostatiques ont été lésés, surtout lorsque le calcul est d'un
gros volume. En effet, pour M. Guyon, c'est à ce niveau
que se produisent les hémorrhagies graves de la taille,
*hémorrhagies veineuses fournies par les veines périprosta-
tiques et causées surtout par les déchirures que fait naître
l'extraction d'une trop grosse pierre.*

L'essentiel est, dans la taille, de rester dans les limites
de la glande, de peur d'intéresser les plexus périprostatiques ; et sans avoir spécialement en vue l'hémorrhagie.

Voyons donc ce qui se produit, lorsque le calcul à extraire est très volumineux.

De deux choses l'une : ou on fait son incision de la prostate, modérée pour rester dans les limites de la glande, et
alors on est obligé de forcer pour extraire ; ou bien on dépasse sciemment ces limites avec le lithotome, et on peut
extraire sans brusquerie.

(1) Guyon. Soc. de chirurgie, 18 juillet 1877.

Rouxeau.   3

*1° On extrait violemment le calcul à travers une incision
modérée.* — Deschamps (1) a prouvé que lorsque le tissu
prostatique, préalablement incisé dans une petite partie de
son étendue, est distendu brusquement, l'élasticité si
grande dont il est pourvu ne l'empêche pas d'être déchiré
promptement, cette déchirure étant souvent frangée. C'est
ainsi que les limites de la prostate que le bistouri a res-
pectées sont dépassées par des déchirures lorsqu'on extrait
violemment un gros calcul. C'est ainsi qu'on a des accidents terribles, parmi lesquels on a rangé l'hémorrhagie
(Laugier (2), Guyon).

Nous avons recueilli dans les auteurs 43 observations
d'extraction difficile et pénible : sur ces 43 observations,
21 fois il n'y eut pas d'hémorrhagie (3), et cependant chez
tous l'extraction de la pierre avait présenté les plus grandes
difficultés, et les suites en furent désastreuses du reste
(13 morts et 2 issues inconnues); 22 fois, au contraire, il y
eut beaucoup de sang perdu pendant l'opération — soit à
peu près une hémorrhagie sur deux extractions pénibles (4), ce qui est déjà une forte proportion.

Mais si l'on ne considère plus que la grosseur du calcul,

(1) Traité pratique, t. I, p. 145.
(2) Dict. en 30 vol., art. Taille.
(3) Parmi ces observations, nous citerons celles d'Allen (British med.
j., 1866, t. I, p. 212), de Bennery (Id., 1876, t. I, p. 477), de Boyer (Gaz.
des hôp., 1828, p. 21), Dupuytren (Ibid., p. 33), King (British m. j.,
1864, II, p. 573), Labbé (Gaz. des hôp., 1870, p. 73), Lenoir (Gaz. des
hôp., 1850, p. 27 ou 271), Roux (Arch. de méd., 1826, p. 557), enfin de
Wakley (Lancet, 1849, t. I, p. 311).
(4) Nous pourrions, il est vrai, rapprocher de ce résultat une série de
21 cas d'hémorrhagie dans lesquels l'extraction fut des plus faciles ;
mais il resterait alors pour compléter la comparaison, à rechercher
parmi les observations de taille non suivies d'hémorrhagie, la proportion des extractions faciles.

sur 69 observations d'hémorrhagie dans lesquelles ce détail se trouve mentionné, nous trouvons que 55 fois la pierre était fort volumineuse (et dut par conséquent être extraite avec difficulté), 5 fois de moyenne grosseur et 3 fois petite, chiffres qui démontrent encore plus éloquemment que les précédents l'influence considérable que possède, indirectement bien entendu, le volume de la pierre (1) sur la production de l'hémorrhagie, que celle-ci provienne des déchirures du col, ce que nous venons de voir, ou bien, ce que nous allons examiner maintenant, de l'incision démesurée qu'on peut se croire obligé de faire à la prostate pour lui livrer passage.

2° *On fait une large incision à la prostate pour que l'extraction soit facile.* — On peut éviter quelques-uns des dangers, et ce ne sont pas les moins graves, le choc opératoire, la péritonite, etc., qui suivent d'ordinaire les manœuvres violentes, en faisant au col de la vessie une incision qui dépasse hardiment les limites de la capsule prostatique. En sera-t-il de même de l'hémorrhagie, ou au contraire les chances en augmenteront-elles?

Nous avons recueilli 30 observations où le volume du

(1) Citons ici : d'abord un cas de calcul énorme dont l'extraction fut des plus longues et des plus pénibles et que M. Guyon fut obligé de fragmenter en mille pièces pour y parvenir, et sans qu'il y ait eu d'hémorrhagie.

Ensuite une série que nous relevons dans la thèse Patoureau, série de gros calculs enlevés par la taille bilatérale :

1	0.075 de long	0.053 de large		0.036 d'épaisseur	
2	0.058	—	0.045	—	0.024	—
3	0.070	—	0.045	—	0.022	—
4	0.060	—	0.042	—	0.030	—
5	0.049	—	0.042	—	0.038	—

Seul, le n° 4 eut de l'hémorrhagie.

calcul fit pratiquer d'emblée une large incision prostatique ou revenir par des débridements sur l'incision primitive : 13 fois (1) il n'y eut pas d'hémorrhagie ou tout au moins d'hémorrhagie importante ; mais par contre 17 fois il y eut un écoulement énorme de sang. C'est-à-dire que d'après ces chiffres, les incisions qui dépassent franchement les limites de la glande paraissent aussi bien que les déchirures du col de la vessie augmenter les chances d'hémorrhagie, dont la proportion monterait alors à 60 pour 100; il semble même que l'incision franche favorise l'hémorrhagie plus que la déchirure, ce que M. Tillaux a remarqué déjà.

Ces observations que nous venons de citer ne mentionnent pas la nature de l'hémorrhagie : dans quelques-unes d'entre elles il est spécifié que le sang était veineux, dans d'autres, au contraire, qu'il était artériel (ceci surtout dans les cas d'incision trop large), mais il est à supposer que le sang, dans la plupart de ces cas, venait des plexus périprostatiques, car nous le répétons, les artères volumineuses sont rares dans cette région qui est surtout traversée par des veines.

Et peu importe comment sont dépassées les limites de la glande : l'hémorrhagie est fréquente dans les deux cas, et les risques d'infiltration d'urine sont à peu près les mêmes. Toutefois, comme la mort par le choc opératoire à la suite d'une extraction laborieuse est un fait fort commun, il vaudrait mieux sans doute préférer une incision franche intéressant les plexus prostatiques, car si elle expose peut-

---

(1) Citons parmi ces cas, celui de Rolland, de Toulouse (Mém. sur les avantages des incisions multiples de la prostate, in Journal de méd. de Toulouse, 1837).

être un peu plus à l'hémorrhagie, du moins elle n'expose pas autant aux conséquences désastreuses du choc opératoire, de la péritonite, etc.

Mais heureusement l'alternative n'est pas forcée, et on peut par une fragmentation modérée arriver à réduire assez le volume de la pierre pour qu'on puisse assez aisément extraire un calcul, même d'un certain volume, à travers une incision qui ne dépasse pas les limites de la prostate et sans produire de déchirures.

Nous touchons ici un point controversé ; car, si la majorité des chirurgiens admettent que l'on peut et que l'on doit toujours rester en dedans des limites de la prostate, tout en se donnant un jour suffisant, soit par l'incision bilatérale de Dupuytren, soit par l'incision quadrilatérale de Vidal de Cassis, d'autres cependant ne regardent pas la question comme résolue définitivement dans ce sens. Sans parler ici de Cheselden, il y a de nos jours MM. Richet et Sappey qui soutiennent, après Malgaigne, que toujours les limites de la prostate sont franchies quoi qu'on fasse. Dès qu'on ouvre le lithotome, dit M. le professeur Richet, la portion antérieure de la glande est divisée, et cela longtemps avant que la lame ait atteint le col. La forme conoïde de la prostate semble en effet justifier cette idée. Pour penser autrement, il faut nécessairement admettre que la capsule prostatique est assez élastique pour fuir devant le lithotome sans être divisée au niveau du bec de la prostate, et se dilater au point de livrer passage au calcul. Quoi qu'il en soit les faits sont là et l'autopsie a montré plus d'une fois que dans une taille bien faite le lithotome respectait la capsule prostatique (1).

(1) Nous pourrions citer un cas de Dupuytren.

Dès lors donc que l'on peut dans les conditions normales
rester dans les limites de la glande, on peut faire rentrer
tous les cas, même de gros calculs, dans les cas normaux,
par une fragmentation modérée de la pierre. Et si par là
on perd une partie des avantages de la taille, qui sont la
rapidité avec laquelle on peut débarrasser la vessie de son
calcul, du moins on évite ainsi les conséquences désastreuses de l'extraction des gros calculs non fragmentés, et
l'hémorrhagie peut alors n'en pas être une des moindres,
lorsqu'elle survient au milieu d'une de ces extractions pénibles, comme il s'en rencontre quelquefois, alors que le
chirurgien est déjà épuisé par une longue série d'efforts à
la recherche d'une pierre qui toujours fuit devant les ténettes, et quelquefois saisie s'échappe soudainement au
moment où on croit la tenir. Alors en effet l'hémorrhagie
est une terrible complication, et il faut en tenir compte,
même auprès de la péritonite, de l'infiltration d'urine et
de l'épuisement nerveux.

Pour nous résumer au sujet de l'hémorrhagie veineuse
dans la taille, disons qu'elle est bien moins fréquente que
l'hémorrhagie artérielle, tout en se voyant assez souvent,
surtout quand le calcul est volumineux ; elle provient alors
soit d'une déchirure du col, soit d'une incision trop large
qui a dépassé les limites de la prostate.—Enfin elle semble
plus particulièrement l'hémorrhagie de la vieillesse.

HÉMORRHAGIE VÉSICALE.

On n'a guère parlé de l'hémorrhagie vésicale comme complication de la taille que pour en mettre en doute la réalité.
Pour l'expliquer, on a accusé tour à tour une déchirure du
bas-fond, l'arrachement par les ténettes d'un lobe prosta-

tique ou d'un fongus vésical, l'adhérence ou l'enchaton-
nement du calcul, l'érosion de la muqueuse vésicale, enfin,
quand on ne trouvait aucune lésion appréciable pour l'expliquer, on a admis une simple exhalation.

Nous ne dirons rien de la déchirure du bas-fond (1) : le
seul cas que nous en ayons vu mentionné ne fut pas suivi
d'hémorrhagie. Bornons-nous à rappeler que les plaies de la
vessie donnent parfois beaucoup de sang, témoin ce fait de
Cazenave qui fut obligé de faire la taille hypogastrique
pour débarraser une vessie des caillots qui s'y étaient ac-
cumulés à la suite d'une simple ponction hypogastrique.

Pour ce qui est de l'arrachement involontaire d'un lobe
prostatique dans les tentatives d'extraction, les quelques
observations que nous avons recueillies à ce sujet suffi-
sent à faire apprécier l'insignifiance de cet accident, au
point de vue de l'hémorrhagie en particulier : sur 5 calculeux (2), seul le vieillard opéré par Williams eut un écoulement abondant de sang, qui venait d'une artère profondément située. Cadges cite dix autres cas de cette nature qui
ne furent pas suivis non plus du moindre écoulement de sang
un peu abondant, et Lawrence (3) vit ce fait se produire tant
de fois et toujours avec si peu d'accidents d'aucune sorte
qu'il en était arrivé à réséquer les saillies prostatiques qui
le gênaient dans l'extraction des calculs. Civiale, Lawson (4), Barrier (5) ont agi de même dans des circonstances
semblables et sans plus d'inconvénients.

(1) Pamard, d'Avignon.
(2) Bryant (British med. j., 1878, I, p. 231. Williams (id., p. 857).
Lawrence (Med. T., 1857, I, p. 385). Cadges (British med. j., 1878, I,
p. 231).
(3) Med. T., 1857, I, p. 385,
(4) Lancet, 1870, I, p. 695.
(5) Biblioth. anat.

On ne peut dire la même chose des fongus que la ténette arrache parfois en tout ou en partie avec le calcul (1); car s'il y a un bon nombre d'observations à montrer que l'hémorrhagie peut ne pas survenir dans ces circonstances (2), il faut remarquer que ces observations sont en général d'une époque où la pathologie des tumeurs était peu connue, que le terme fongus était appliqué indifféremment pour désigner des productions de nature fort différente, et qu'enfin il est difficile de croire qu'une tumeur cancéreuse de la vessie puisse être déchirée par les ténettes sans qu'il en résulte une hémorrhagie plus ou moins abondante. L'hémorrhagie a été vue du reste dans des cas de cette nature et cela suffit pour admettre avec Reliquet (3) et Gross, qu'un bon nombre de cas d'hémorrhagie vésicale reconnaissent comme cause l'arrachement d'une tumeur vésicale par les ténettes.

D'après Baudin (4), l'adhérence ou l'enchâtonnement du calcul serait la seule cause possible de l'hémorrhagie vésicale. — Un calcul est dit chatonné quand il est enfermé dans une poche plus ou moins complète que lui forme la muqueuse. C'est une particularité qu'on a dite fréquente, pendant que d'autres au contraire semblent la mettre en doute. Souberbielle l'aurait trouvée 15 fois sur une série de 64 tailles. Nous en avons recueilli 50 observations. Assez souvent la muqueuse vésicale y est représentée comme émettant des bourgeons charnus qui pénètrent dans

(1) Baudin. Th. Paris, 1820.

(2) Mauget (Biblioth. anat.). Morand, Houstet (Mém. sur les calculs enkystés adhérant à la vessie). Slie, Panthot (Journal des savants, 1693), etc.

(3) Opér. des voies urin.

(4) Th. Paris, 1820.

les interstices de la pierre et en augmentent la fixité. 8 de ces calculs chatonnés ont été trouvés à l'autopsie, et 42 dans des opérations dont les résultats furent 18 morts, 15 guérisons (chez 7, l'issue n'est pas indiquée) ; 4 fois on fut obligé d'abandonner l'extraction. C'est le choc opératoire qui emporta généralement l'opéré. L'hémorrhagie, au contraire, n'est pas à redouter. Sur les 42 opérés dont nous parlons, (*) elle n'est signalée que 3 fois (Deschamps (1), Staples (2) et Richet (3) et encore l'opéré de Deschamps avait-il eu une grosse artère ouverte dans l'incision préliminaire. Sur 10 autres observations dans lesquelles le calcul est indiqué comme simplement adhérent par un point de sa surface à la muqueuse vésicale, il n'y en eut que deux (La Peyronie (4), Rigat de Gaillac (5), et une 3e qu'on trouvera à nos observations (obs. IV), à présenter de l'hémorrhagie : elle fut du reste fort abondante et mortelle dans un cas. En résumé, pour ce qui est de l'influence hémorrhagipare de l'extraction d'un calcul chatonné ou adhérent, disons qu'elle est nulle ou tout au moins insignifiante puisque sur 52 cas l'hémorrhagie ne se montra que 6 fois, un peu plus du 10e des cas, ce qui est la fréquence générale de l'accident. Quand elle se produit, elle paraît le résultat de la rupture des vaisseaux contenus dans les bourgeons

---

(*) Voici où on trouvera ces observations :

(1) Traité de la taille, III, p. 373. Th. de Castera. British M. j , 1870, I. Id., 1872, I, p. 343. Houstet.

(2) Med. T., 1864 ou 1865, II, p. 467. Philosoph. transact., IX, 238.

(3) Gaz. des hôp., 1880, p. 210. British M. j., 1876, II, p. 57. Mém. de l'Acad. royale de chirurgie, 1819, p. 310.

(4) Practical treatise on the diseases of the urinary organs, London, 1816, p. 85. Id., p. 131. Gaz. des hôp., juin 1855.

(5) Arch. génér. de méd., 1831, p. 425. Gaz. des hôp., 1831.

charnus qui pénètrent les interstices de la pierre ; c'est du moins ce qu'on pouvait voir sur le calcul enlevé par La Peyronie. Elle est fort grave, mais il faut radoucir cependant le pronostic de Boyer qui la disait toujours mortelle ; sur 6 cas d'hémorrhagie, une seule fois il y eut une issue fatale.

L'hémorrhagie peut-elle succéder à l'érosion d'une muqueuse vésicale variqueuse blessée dans les manœuvres de la ténette ? Dans l'état normal, les vaisseaux vésicaux, artères surtout, sont de petit calibre, peu nombreux et alors même qu'on les divise, donnent rarement lieu à un écoulement abondant. Cela est vrai pour les vaisseaux du sommet de la vessie, que même injectés on a parfois de la peine à voir. Mais au niveau du bas-fond et dans les environs du col, il y a au contraire un riche plexus vasculaire, qui de plus est très souvent variqueux. Ces varices vésicales ont été fortement discutées du reste : voici l'avis de Richerand (1) à leur sujet : « Cette dilatation variqueuse, dit-il, sujet de tant de graves discussions, est bien plus rare qu'on ne pense, et sans en nier absolument la possibilité, nous croyons que dans les cas où les opérés ont éprouvé de grandes pertes de sang à la suite de la taille, il était fourni par les vaisseaux coupés dans l'incision des parties externes. » Treyéran accentue encore ces opinions et déclare qu'il n'a jamais vu de dilatations vasculaires même chez ceux qui ont beaucoup et longtemps souffert de la pierre. Philips (2) les dit également très rares. Mais elles ont été constatées nombre de fois (Pelletan, Louis (3), Morand (4),

(1) Nosographie chirurgicale, t. III et IV, p. 527, et Mém. sur l'hémorrhagie et th. de Castera.
(2) Malad. des voies urinaires. Paris, 1860, p. 405.
(3) Rapport sur les différentes man. de tailles.
(4) Taille au haut appareil, 1728.

Gillette, Tillaux, Gross, Voillemier (1), Robert, etc., etc.).
Vidal de Cassis (2) cite particulièrement un cas recueilli
dans le service de Laugier à l'Hôtel-Dieu. Un opéré de
Souberbielle (3) paraît avoir succombé à l'hémorrhagie provenant de ces varices vésicales qui étaient énormes surtout
au niveau du col, de telle sorte que la taille prostatique eut
été fatalement suivie d'une hémorrhagie encore plus abondante. Pareille chose arriva à Voillemier (4), à A. Cooper (5)
et à d'autres. Il n'est pas difficile, en effet, de croire que la
muqueuse vésicale variqueuse peut donner une quantité
abondante de sang à la suite d'une simple érosion quand
on voit les hémorrhagies parfois si abondantes qui peuvent
suivre le cathétérisme. Et d'ailleurs d'où pourrait provenir le sang dans la taille hypogastrique, si ce n'est de la
muqueuse vésicale ? (Dolbeau.)

Laugier cite un cas d'hémorrhagie abondante venant de
l'intérieur de la vessie, sans que la nécropsie permît d'y
constater la moindre lésion vasculaire. Tonnellé de même,
Velpeau (6), Guérin, Dussaussoy. — Enfin qu'elle vienne
d'une érosion de la muqueuse ou d'une sorte d'exhalation, comme dans les hémorrhagies *ex vacuo* qu'on voit se
produire parfois lorsqu'on évacue tout d'un coup une
grande quantité d'urine, toujours est-il qu'il y a des cas
d'hémorrhagie vésicale dûment constatés, sans qu'on puisse
invoquer d'autre lésion que de simples érosions vésicales et
plus souvent encore une ecchymose plus ou moins étendue
de la membrane muqueuse.

(1) Gaz. des hôp., 1863, p. 404.
(2) Philips.
(3) Dubouch. Th. Paris, 1857, p. 20.
(4) Gaz. des hôp., 1863, p. 404.
(5) Morel. Th. Paris.
(6) Méd. opér., t. II.

En résumé, l'hémorrhagie vésicale peut provenir de l'arrachement d'une tumeur cancéreuse par les ténettes, de l'érosion de la muqueuse vésicale quand elle est variqueuse, parfois même d'une simple exhalation. Elle est du reste fort rare, ce qui est heureux car elle est très grave. Une fois produite (1), l'hémostase en est des plus difficiles, car le contact de l'urine entrave l'oblitération vasculairé et le ténesme vésical produit par la présence des caillots dans la vessie conngestionne les parois vésicales, le pourtour du col, et détermine une contraction de la paroi vésicale, qui agissànt sur la muqueuse en exprime le sang comme d'une éponge au niveau des lésions vasculaires (Reliquet).

CHAPITRE TROISIÈME.

Hémorrhagie secondaire.

L'opération finie et le tamponnement appliqué par précaution ou comme moyen de pansement, le suintement sanguin est insignifiant ; l'urine qui s'écoule par la canule, rougeâtre d'abord, revient peu à peu à sa couleur normale dans les 36 à 48 heures qui suivent.

Lorsqu'on abandonne la plaie à elle-même, ce qui se fait encore assez souvent, l'écoulement sanguin n'est pas beaucoup plus abondant ou plus persistant. Sur le caillot qui remplit à moitié la plaie et se prolonge jusqu'à l'alèze entre les cuisses de l'opéré, l'urine s'écoule en le lavant

(1) Gaz. des hôp., 1878, p. 404.

rouge d'abord et ne tardant pas non plus à reprendre sa coloration normale.

Mais il peut en advenir autrement et le sang reparaître dans la journée; ou bien l'écoulement sanguin, au lieu d'être absolument fini dans les 48 heures, persiste avec une abondance variable, d'une façon continue ou en se produisant par accès.

L'hémorrhagie secondaire serait rare dans la taille, d'après Pelletan, Gross, Thompson (1), Dolbeau (2) et quelques autres chirurgiens. Au contraire, Deschamps, Coulson (3), Roux, Erichsen, Gosselin (4), Bégin, Hervey Ludlow (5) la considèrent comme fréquente. Et, en effet, sur les 380 et quelques cas d'hémorrhagie que nous avons recueillis, elle s'est développée secondairement 150 fois, ce qui est une fréquence notable, quoique inférieure à celle de l'hémorrhagie primitive, que nous avons vue survenir dans 288 cas. Cette grande fréquence de l'hémorrhagie secondaire avait déjà été remarquée : « On pourrait s'étonner, dit Roux, de voir cet accident survenir si fréquemment à la suite d'une opération où on ne coupe ordinairement que des vaisseaux d'un petit calibre. C'est que, dans la taille, on ne coupe que des vaisseaux peu volumineux, il est vrai, mais qu'on ne lie pas, la plaie étant laissée ouverte et béante, et les vaisseaux lésés si profondément situés, à peu d'exceptions près, que la ligature en serait impossible, fussent-ils volumineux, comme cela arrive parfois. » En outre, l'urine entrave un peu la formation

(1) Practical lithot. and lithot.
(2) Pierre dans la vessie.
(3) Med. T. ou British med. j., 1852, II, p. 561.
(4) Clin. chirurg., II, p. 596,
(5) Med. T., 1852, II, p. 460 ou 466.

du caillot, ou s'il a pu se former, elle peut, grâce à son peu de stabilité, l'entraîner sur son passage, et l'écoulement sanguin continue ou reprend de plus belle.

Suivant Hervey Ludlow, Roux, Richerand, l'hémorrhagie survient aussi fréquemment à une époque qu'à une autre; pour d'autres chirurgiens, elle ne se montrerait généralement qu'à partir du 5e jour; Pelletan et Thompson l'auraient vue le 14e et le 15e jour, Patron même 2 à 3 semaines après; d'autres, au contraire, affirment que si elle n'est pas survenue dans les premières heures, et à plus forte raison le lendemain et le surlendemain, elle a peu de chances de se produire désormais.

Quand elle survient dans les premières heures qui suivent l'opération, elle est produite par la disparition du spasme opératoire : dans le repos et la chaleur du lit, la circulation ralentie se ranime, les orifices des vaisseaux coupés n'offrent plus assez de résistance au sang et l'hémorrhagie reparaît alors, quelques heures ou même quelques instants après la mise au lit du patient (Deschamps). Ce paraît être l'origine la plus commune de l'hémorrhagie secondaire, car, si on se reporte au Tableau XV, on y voit que l'hémorrhagie qui survient le jour de l'opération et dans les 6 premières heures surtout, est de beaucoup la plus fréquente.

Quant à l'hémorrhagie qui survient seulement au bout de quelques jours, et qui est plus rare que la précédente, voici comment Deschamps en explique le mécanisme : S'il y a eu contusion violente pendant l'opération, froissement considérable de la plaie par la manœuvre des instruments, le gonflement qui en est la suite comprime les vaisseaux coupés et détermine une hémostase temporaire. Mais le sang pourra reparaître, la suppuration bien établie, avec le dégorgement des parties, si le vaisseau lésé est d'un volume suffisant et que le caillot formé à son extrémité n'ait pas encore la puissance nécessaire pour résister à la sortie du sang (1). Civiale, Gross ont aussi remarqué la fréquence de l'hémorrhagie secondaire tardive après les opérations laborieuses, et ce dernier explique ainsi pourquoi elle survenait si fréquemment entre les mains des anciens lithotomistes. B. Brodie explique d'une autre façon la production de l'hémorrhagie secondaire tardive : c'est, dit-il, à la suite de l'élimination des eschares qu'elle survient, et Coulson est de son avis. Mais Hervey Hudlow dit, à ce sujet, avoir vu bien souvent des eschares occupant une grande étendue de la plaie se détacher sans qu'il en résultât le moindre écoulement de sang, et des cas nombreux, au contraire, d'hémorrhagie secondaire survenir sans qu'il y ait eu la moindre plaque de sphacèle. On ne peut guère, du reste, voir dans l'opinion de Brodie qu'un fait particulier, comme celui d'Erichsen (2), dans lequel l'hémorrhagie succéda à une sorte de pourriture d'hôpital qui se mit dans la plaie, et cet autre de Pope (3), où elle résulta d'une ulcération du rectum causée par un calcul retenu dans le canal de la plaie.

Pour frère Côme, toute hémorrhagie qui survenait après 5 à 6 jours était symptomatique de quelque complication étrangère à l'opération.

Deschamps et d'autres chirurgiens, Ledran, Baseilhac, Boyer, Dupuytren, ont signalé des cas où le sang commençait à couler au premier coup de bistouri ou au bout

(1) Th. Castera.
(2) Lancet, 1855, I, p. 261.
(3) American Journ., 1865, p. 276.

d'un temps variable, pour ne plus s'arrêter ensuite qu'à la mort de l'opéré. Dans ces cas, heureusement fort rares, il semble venir de toute la surface de la plaie, séreux, ténu, peu coloré et formant à peine de caillot. Il coule goutte à goutte seulement, mais d'une façon continue. On peut, avec Deschamps, attribuer cette variété « à une trop grande dissolution du sang » propre des organisations cachectiques et tombées à un degré avancé de dénutrition.

L'hémorrhagie secondaire est artérielle ou veineuse, comme la primitive, et il ne faut pas, avec Hervey Ludlow, confondre hémorrhagie veineuse et hémorrhagie secondaire. Les veines semblent, il est vrai, être plus souvent ici la source du sang que dans l'hémorrhagie primitive (Tabl. XVI), mais ici encore l'hémorrhagie est plus fréquemment artérielle que veineuse.

Peut-on prévoir l'hémorrhagie secondaire? Ce serait impossible, d'après Thompson : aucun sujet n'en serait à l'abri. Mais d'autres chirurgiens disent, au contraire, qu'on peut avoir à ce sujet des prévisions qui se réalisent souvent.

L'enfant (Roux), et même tout sujet jeune (Boyer), a peu à craindre cet accident, qui survient surtout chez les opérés d'un âge avancé. Ce fait, vrai déjà pour l'hémorrhagie envisagée d'une façon générale, l'est encore davantage dans le cas particulier qui nous occupe (Tabl. XVII).

Chez un opéré d'un tempérament sanguin et pléthorique l'hémorrhagie secondaire est peu à redouter. Est-il, au contraire, faible et épuisé, on a toutes les raisons de la craindre (Boyer, Roux, Richerand). Défiez-vous, disait Deschamps, des gens qui ont la figure pâle, les paupières boursouflées, bleuâtres, des saignements fréquents du nez

et des gencives, un sang de peu de consistance et se coagu-
lant difficilement.

La violence des manœuvres opératoires a également une
grande influence sur la production de l'hémorrhagie secondaire (voir Tabl. XVIII), influence beaucoup plus marquée que pour l'hémorrhagie primitive ; chez celle-ci, c'est
l'incision qui joue le rôle principal, chez celle-là, c'est
surtout l'extraction. Nous avons vu plus haut par quel
mécanisme et nous n'y reviendrons pas.

Boyer, et avant lui Cheselden, disaient que si un opéré
a perdu peu de sang pendant l'opération, l'hémorrhagie
secondaire survient rarement et qu'elle est, au contraire,
fréquente lorsqu'il y a eu beaucoup de sang à ce moment.
C'est, en effet, ce qui arrive ordinairement, et dans plus
d'un tiers des cas d'hémorrhagie secondaire que nous
avons recueillis, il y avait eu aussi hémorrhagie pendant l'opération.

On peut donc prévoir, dans une certaine mesure, l'apparition de l'hémorrhagie secondaire : l'âge avancé de
l'opéré, une constitution débilitée, la violence des manœuvres et surtout un écoulement sanguin abondant pendant
l'opération sont les circonstances qui la peuvent faire redouter.

Il est encore quelque chose qui paraît la favoriser : c'est
la pratique qui consiste à laisser la plaie sans tamponnement avec une simple sonde en gomme ou en caoutchouc
introduite dans la vessie. Frère Côme et quelques auteurs
du temps avaient déjà fait cette remarque, et pour ce, re-
commandaient que la sonde laissée dans la vessie fût
courte et un peu recourbée à son extrémité vésicale pour
ne pas irriter la muqueuse. A deux reprises, cette année
M. Guyon abandonna ainsi dans la plaie une sonde ordi-

naire dépourvue de tout appareil de tamponnement et, aux deux fois, il y eut une hémorrhagie secondaire qui disparut et ne reparut plus une fois la sonde enlevée.

Le sang paraît souvent d'une façon inopinée, l'opéré reposant bien tranquillement dans son lit, parfois sans que lui-même en ait conscience, et il peut se trouver déjà réduit à un état déplorable lorsqu'on s'aperçoit de l'accident. Parfois, au contraire, le sang reparaît sous l'influence d'une cause occasionnelle appréciable, comme la frayeur, la colère, une impression quelconque, un bruit subit (1), un mouvement violent, l'effort que fait l'opéré pour s'asseoir ou simplement se retourner dans son lit, des efforts de toux, de vomissement, de miction, de défécation surtout, l'agitation du délire. Deux fois on l'a vue survenir à la suite de la masturbation. Ailleurs, c'est lorsqu'on retire le tamponnement que le sang reparaît ou bien, si l'on n'a pas employé le tamponnement, c'est lorsqu'on retire un peu trop tôt l'alèze sur laquelle repose l'opéré; on en lève alors en même temps le caillot qui y adhère et qu'on décolle ainsi de la plaie. Aussi Boyer ne voulait-il pas que la première alèze fût enlevée avant 10 à 12 heures.

D'une façon générale, rien n'est plus propice à provoquer l'hémorrhagie que la trop grande chaleur de la chambre ou du lit. Aussi est-il nécessaire de bien aérer l'appartement et de coucher l'opéré sur un lit plutôt un peu dur.

Le sang peut ne paraître qu'une fois et couler alors pendant un temps qui varie de quelques instants à quelques jours, puisqu'il ne cesse parfois qu'avec la vie de l'opéré; ou bien il revient à plusieurs reprises, à n'importe quel moment ou même avec une sorte de régularité.

(1) A. Paré.

Si le sang coule parfois librement au dehors, souvent il lui arrive de refluer dans la vessie et d'y stagner, que l'hémorrhagie se fasse jour en même temps ou non à l'air extérieur.

Ce reflux du sang dans la vessie peut se voir dès l'opération, mais c'est surtout un accident ou plutôt une forme de l'hémorrhagie secondaire. Nous avons vu plus haut l'opinion de Richerand, pour qui l'hémorrhagie vésicale n'était jamais qu'un simple reflux, dans la vessie, du sang donné par les incisions extérieures, opinion erronée qu s'explique, du reste, par la fréquence beaucoup plus grande des cas de reflux pur et simple. Mais que le sang provienne d'un simple reflux, comme c'est le cas ordinaire, ou d'une hémorrhagie vésicale, ce qui est plus rare, toujours est-il que, dans les deux cas, on voit survenir la même conséquence, c'est-à-dire *la rétention de sang et d'urine dans la vessie*.

Pour que le reflux se produise, il faut que le sang trouve plus de facilité à tomber dans la vessie qu'à suivre le canal de la plaie pour s'écouler au dehors, qu'il vienne du pourtour du col ou que venant de moins profondément il rétrograde sous l'influence de la pesanteur aidée ou non de l'occlusion momentanée de la plaie par un caillot. Autrefois, avec les moyens défectueux de tamponnement que l'on possédait, ce qui était surtout comprimé c'étaient les parties externes et superficielles du canal de la plaie, celles qui ne saignent pas ou saignent peu, tandis que celles qui donnent surtout le sang, c'est-à-dire les parties profondes et les angles de la plaie, indemnes de toute compression, versaient en toute liberté dans la vessie le sang que le tampon empêchait de couler au dehors. Et aujourd'hui encore que le tamponnement est bien perfectionné, on ne peut toujours empêcher, quelque précaution que l'on prenne, que quelques vaisseaux profondément situés ne continuent à couler et que le sang ne pouvant s'écouler au dehors malgré la présence de la canule dans le tamponnement, ne reflue et ne reste retenu dans la cavité vésicale. Aussi est-il recommandé par quelques opérateurs de laisser l'opéré la tête élevée et le bassin en déclivité pour faciliter l'écoulement du sang. Mais, comme le remarque Thompson, outre que cette position ne facilite pas beaucoup l'écoulement du sang au dehors, elle a de plus l'inconvénient sérieux de favoriser la stase veineuse dans les organes pelviens, aussi prescrit-il de donner à l'opéré une position absolument contraire.

Une fois le reflux du sang dans la vessie bien établi ou bien que le sang soit fourni directement par la muqueuse vésicale, la vessie se remplit peu à peu, et parfois de telle façon que la réplétion peut gagner les uretères, les calices et les bassinets. Le sang se coagule. Il peut en résulter une boule solide qui remplit assez la vessie pour que, l'urine n'y pouvant plus entrer, il s'ensuive toutes les conséquences de l'occlusion des uretères. Ces conséquences extrêmes sont exceptionnelles, mais nous avons vu une observation où il est dit que le patient rendit à plusieurs reprises et par un véritable accouchement un énorme caillot arrondi de la grosseur et de la forme d'une vessie modérément dilatée. Le plus souvent, le col vésical seul est obstrué par le sang coagulé : la vessie alors ne peut plus se vider de l'urine et du sang qui y affluent continuellement et l'on voit apparaître alors la rétention d'urine avec toutes ses conséquences.

Quelquefois l'organe irrité par le liquide et les caillots qu'il contient se contracte soudainement avec une violence

extrême, chasse l'appareil de compression et se vide complètement. Bégin et Deschamps en citent plusieurs cas.

Souvent, dit Pelletan, on croit n'avoir rien à redouter
de l'hémorrhagie, soit parce qu'il y a eu peu de sang pendant l'opération, que le malade peut en perdre sans trop de
danger ou qu'on compte sur l'efficacité du tamponnement
qu'on a appliqué ; et tout à coup on se trouve surpris par
l'imminence du danger : la vessie est remplie de sang et le
malade en est déjà à un grand état d'épuisement. Aussi
faut-il établir une surveillance attentive à ce sujet.

Trois sortes de symptômes peuvent avertir le chirurgien
de ce qui se passe.

Les premiers sont ceux de l'hémorrhagie interne en général, faiblesse du malade, pâleur, refroidissement des
extrémités, petitesse du pouls, lypothymies, syncopes, etc.
Nous n'avons pas à y insister. Les seconds sont une douleur et une sensibilité vive à l'hypogastre, avec irradia-
tions dans les cuisses et les lombes, des nausées parfois et
des vomissements mêmes, si bien que dans un cas semblable Pelletan a pu croire à l'existence d'une péritonite.
Gross compare ces douleurs au travail de l'enfantement.
En même temps il y a un ténesme vésical des plus douloureux ; le ventre est tendu et ballonné, la vessie remonte
parfois jusqu'au-dessus de l'ombilic et la miction est complètement suspendue. Ce sont les signes de la rétention
d'urine. Enfin le diagnostic est complété par l'examen de la
plaie et du méat : la plaie est obstruée par un caillot, et
souvent le méat laisse suinter quelques gouttes de sang.
Si alors à l'aide du doigt on rétablit la perméabilité de la
plaie, la vessie se vide avec une violence plus ou moins
grande, laisse échapper une quantité d'urine sanglante et
de caillots de volume variable, depuis ces petits du volume

d'une mouche dont parle Marianus Sanctus, jusqu'à ces caillots globulaires plus ou moins gros que le malade rend alors par un veritable enfantement. Lorsqu'il n'y a eu que peu de sang à refluer dans la vessie, l'urine a souvent une teinte normale et contient alors une quantité plus ou moins grande de petits caillots durs, jaunâtres, ayant déjà subi un commencement de résorption.

La vessie ainsi débarrassée, si la source du sang est tarie, tout se termine là. Mais parfois cette manœuvre est la source d'une hémorrhagie abondante par la plaie, ou bien c'est le même accident qui se reproduit à plus ou moins longue échéance, et quand la vessie n'a pas perdu tout son ressort elle peut se vider toute seule, et l'on peut voir le malade présenter une intermittence assez régulière de symptômes douloureux de rétention interrompus de temps à autre par une évacuation spontanée d'urine et de caillots.

Ce n'est pas seulement dans la vessie que le sang peut refluer. Il peut encore s'insinuer dans les mailles du tissu cellulaire pelvien, sous le péritoine, dans le tissu cellulaire des bourses et du périnée.

A. Paré et Marianus Sanctus autrefois, Cooper de nos jours, et quelques autres ont signalé ce fait et les accidents gangréneux qui peuvent en être la suite. Il est du reste ordinaire, dans les autopsies de taillés, de trouver des ec—chymoses plus ou moins étendues aux environs de la plaie.

Le fait ne nous retiendra du reste pas davantage.

DEUXIÈME PARTIE

CHAPITRE PREMIER.

Diagnostic et Pronostic.

Nous avons vu plus haut qu'après l'extraction du calcul, lorsqu'on a envoyé dans la vessie et dans la plaie quelques injections d'eau fraîche pure ou additionnée d'acide borique, l'écoulement sanguin est d'ordinaire presque complètement arrêté. Mais si malgré ce moyen le sang continuait à couler, si le liquide de l'injection persistait à revenir chargé de caillots ou même fortement rougi, il y aurait indication à rechercher la source du sang.

La couleur rutilante en indique suffisamment la provenance artérielle. Il sera souvent possible, si le vaisseau n'est pas situé trop profondément, de voir le jet, jet plus ou moins fort, accompagné parfois d'un bruissement particulier. Mais que l'artère soit plus profondément située, le jet se brisant dès sa sortie sur les anfractuosités du fond de la plaie ne se produira pas et il n'y aura qu'un écoulement en nappe. Il faut se rappeler, du reste, que le jet même d'une grosse artère ne tarde pas à diminuer de volume et même à disparaître complètement. Heureux alors quand. le vaisseau coupé est volumineux, si il persiste un écoulement en nappe indiquant approximativement le point lésé. Roux signale à ce sujet une observation intéressante. — La couleur noire du sang, son écoulement en nappe indiquent une lésion veineuse : cependant, c'est Dupuytren qui a insisté sur ce point, les artères hémorrhoïdales donnent aussi du sang noir. Aussi disait-il qu'une bonne partie des hémorrhagies *veineuses* de la taille provenait d'une lésion de ces artères.

Lorsque le sang vient de la partie antérieure de la plaie, rien n'est plus facile que de constater le point précis de l'écoulement. Mais vient-il au contraire du pourtour du col, c'est tout autre chose : quand on y arrive ce sont des cas heureux, et ces cas heureux sont de beaucoup les plus rares. Comment voir clair au fond d'une plaie inondée de sang, d'une plaie profonde anfractueuse et resserrée dans sa partie vésicale? Cheselden voulait pour ce motif de larges incisions. Parfois le doigt, appliqué sur le siège présumé de l'écoulement, puis retiré légèrement, suivant le conseil de Pouteau, pourra ressentir la petite sensation de choc, indice d'une plaie artérielle. Mais il ne faut pas trop compter sur ce moyen. Mieux vaut relever fortement la paroi supérieure de la plaie avec une valve ou un gorgeret, et alors en s'aidant de quelques injections d'eau fraîche pour nettoyer la plaie, on aura peut-être la chance de découvrir le jet artériel (voir obs. I). Gross a imaginé dans le but un petit spéculum particulier dont il dit s'être servi souvent avec avantage.

C'est donc une chance heureuse de pouvoir mettre une ligature ou une pince sur le point qui saigne. Mais comment songer à diagnostiquer le vaisseau blessé? Les données de l'anatomie normale, disait Begin, s'évanouissent au lit du malade. Voici toutefois les indications fournies par les auteurs : si la superficielle ou l'hémorrhoïdale est blessée, il y a un jet plus ou moins volumineux ou un écoulement en nappe qui vient de l'angle inférieur de la plaie ou non loin de là sur la lèvre externe. Si c'est la bulbeuse ou le bulbe lui-même qui est blessé, l'écoulement vient de l'angle supérieur ou de la partie médiane de la plaie ; enfin, si c'est la honteuse, le sang sort des profondeurs de la lèvre externe et en très grande abondance. Mais, nous le répétons, il est d'ordinaire impossible de dire le vaisseau blessé, et comme exemple de la difficulté du diagnostic, nous citons une observation de Smith (1), sans parler même des anomalies possibles qui sont encore une source d'erreur pour le chirurgien, et peuvent lui faire prendre par exemple, comme cela s'est vu souvent, la blessure d'une volumineuse superficielle pour une plaie de la honteuse.

Il n'est pas toujours plus facile de reconnaître si le sang est fourni par la muqueuse vésicale ou s'il n'a pénétré que par reflux dans la vessie. Il faut alors s'aider des renseignements fournis par les circonstances qui ont pu accompagner l'extraction du calcul, savoir, les dificultés qu'on aura eu à le déloger, l'existence de débris vasculaires adhérant à la pierre, etc. En outre, des caillots déroulables en lames minces ont été indiqués comme caractéristiques de l'hémorrhagie vésicale.

Enfin, que le sang vienne ou non de la vessie, ce qu'il importe surtout de savoir, c'est si cette cavité ne se remplit pas de sang et si l'urine est régulièrement évacuée.

On doit compléter son diagnostic par l'appréciation de

(1) Med. T., 1851, II, 532.

la quantité de sang perdu, de l'âge du sujet, de sa force :
car un enfant, un sujet débilité résistent très peu à une
perte de sang, si minime qu'elle soit. Pour apprécier la
quantité de sang perdu, il faut songer que chez les sujets
épuisés, à sang aqueux et peu coagulable, le caillot est
insignifiant et le sang perdu peut avoir imbibé les dedans
du lit d'une façon complète avant que le volume du caillot
ait pu faire penser à une hémorrhagie sérieuse. Du reste,
à la fin des premières 48 heures, les urines doivent être
claires et non plus sanguinolentes.

Toutes ces circonstances doivent être soigneusement
examinées : car si, d'une façon générale, l'hémorrhagie de
la taille est grave, surtout l'hémorrhagie secondaire, et si
elle demande toujours à être traitée, l'intervention du chirurgien doit être encore plus active lorsque le sujet est très
jeune, vieux ou épuisé.

Autrefois et de nos jours encore, avec Baseilhac (1), Deschamps, B. Bell, Sanson, Gross, King (2), Holmes Coote,
etc., on a pu croire que l'hémorrhagie, ou tout au moins
une hémorrhagie modérée, avait une influence heureuse
sur la rapidité de la guérison ; mais avec la majorité des
auteurs on doit plutôt avoir des doutes sur l'utilité d'une
perte de sang même chez les sujets robustes (3).

En effet, la mort succède fréquemment à l'hémorrhagie,
qu'elle soit une conséquence directe de la perte de sang et
de l'épuisement consécutif, ou bien qu'elle résulte des
complications provoquées par les moyens d'hémostase.

La possibilité de la terminaison fatale, envisagée d'une

(1) Taille latérale par le périnée, 1804. Paris.
(2) Med. T. ou Lancet, 1830-31, t. I, p. 72.
(3) Brodie. Leçons sur les malad. des organes urin., trad. de Patron
Parfs, 1845, leçon XIV, p. 387 et suiv.

façon générale, a donné lieu à bien des controverses, les uns la croyant rare, sinon exceptionnelle, d'autres la regardant au contraire comme d'une certaine fréquence. D'après Dupuytren, elle causerait un quart des décès de la taille ; d'après Boyer, les trois quarts.

C'est qu'il faut distinguer : les cas de mort qui ne sont imputables qu'à l'hémorrhagie et à l'hémorrhagie seule ; ceux pour lesquels on ne saurait être aussi affirmatif, parce qu'il y a eu en même temps une autre complication également grave par elle-même ; enfin, ceux où il est clair que l'hémorrhagie n'a joué qu'un rôle parfaitement accessoire dans la terminaison de la maladie.

Sur les 380 et quelques observations d'hémorrhagie que nous avons pu recueillir, il y a eu 135 fois issue fatale, de telle sorte que la mortalité de la taille étant en France d'un quart ou d'un cinquième, on peut dire que l'hémorrhagie paraît élever cette mortalité à un tiers.

Sur les 135 cas de mort, 59 fois on ne put l'attribuer qu'à l'hémorrhagie, et si d'après ces chiffres on voulait formuler la gravité absolue de l'accident, on pourrait dire qu'il tue une fois sur sept ou un opéré sur 50, chiffre un peu inférieur à celui de Dupuytren, 1 sur 40 (*taille bilatérale*).

Rarement la mort arrive immédiatement.

Nous n'en avons trouvé aucun exemple, et lorsque dans une opération de taille il survient un jet de sang assez gros pour que l'issue fatale soit à redouter en quelques instants, on fait la ligature à tout prix et le malade est sauvé. Ce qui a fait dire à Cooper que les hémorrhagies les moins graves au point de vue de leur résultat, qu'il ait vues survenir dans la taille étaient celles dont l'écoulement avait été le plus alarmant.

La mort dans les 24 heures est encore loin d'être commune, mais elle est cependant moins rare qu'on ne l'a dit.
Nous en avons recueilli 13 cas (tabl. XIX). Mais c'est surtout dans les 48 heures qu'elle survient, du 2ᵉ au 4ᵉ jour.
Passé ce temps les chances en diminuent chaque à moment
(tabl. XX). L'opéré, épuisé par l'abondance ou la continuité
de l'hémorrhagie, va en s'affaiblissant de plus en plus, et
s'éteint graduellement sans qu'il soit survenu la moindre
complication.

Mais l'hémorrhagie n'est pas toujours la seule à tuer le
malade (1). Un écoulement sanguin, dit Thompson, soit
abondant, soit persistant, soit à répétition, a toujours été
considéré comme un pronostic grave : de telles hémorrhagies affaiblissent le sujet, entravent la cicatrisation et affaiblissent la résistance de la plaie à l'action de l'urine et
des autres liquides qui la baignent. Elles livrent le malade
sans défense à l'infection et à toutes les influences délé-
tères qu'il peut subir. Elles le rendent incapable de continuer la lutte contre les causes de mort, prolongent la con-
valescence et la mettent en péril.... Aussi le chirurgien
doit-il toujours regarder le sang de son malade comme
d'un prix inestimable, et tenir pour certain que chaque

---

(1) Dans 22 autres cas de mort par hémorrhagie, il y avait d'autres
lésions capables d'amener la mort, comme la péritonite, le phlegmon
du tissu cellulaire pelvien, l'infiltration d'urine, le sphacèle du scro-
tum, l'infection purulente, la néphrite. Cinq à six fois la mort pouvait
être attribuée aussi bien au choc opératoire qu'à l'hémorrhagie. Enfin
une fois le malade était auparavant dans un tel état d'anémie, que ce
fait pouvait bien passer pour une complication (Lawrence), et une
autre fois l'opéré avait une peur effroyable de mourir de l'opération,
ce qui a dû contribuer au résultat fatal (Lawrence).

54 fois par contre l'hémorrhagie n'eut plus qu'un rôle parfaitement
secondaire et la mort arriva directement à la suite des complications
que nous venons d'énoncer.

goutte de sang perdu est une chance défavorable pour l'o-
péré (Thompson).

CHAPITRE II

Moyens d'hémostase.

Tous les moyens hémostatiques connus ont été appliqués
à l'hémorrhagie de la taille, toutefois avec les modifications que nécessitent la région, la profondeur et la nature
de la plaie, etc.

Compression. — Elle a été employée sous toutes ses for-
mes, compression directe et compression indirecte, médiate
et immédiate, avec des instruments particuliers et l'application du doigt, enfin celle qu'on limite à l'orifice du
vaisseau saignant et celle qu'on applique à la fois sur toute
l'étendue de la plaie.

Thompson recommande, lorsque le sang vient de l'angle
antérieur de la plaie, qu'il tienne à une blessure du bulbe
ou de son artère, d'établir une compression extérieure à
l'ade d'un bouchon ou d'un morceau quelconque de liège,
qu'on fixe en place par du diachylon et un bandage approprié.

Erard (1), dans sa thèse inaugurale, décrit un appareil
assez compliqué qui a le même but, c'est-à-dire la compression appliquée sur le périnée. Cet appareil n'a jamais

(1) Voir bibliographie.

été, du reste, expérimenté que sur le cadavre, mais l'auteur se déclare fort satisfait de son invention. C'est une grosse canule, qu'on introduit dans la vessie; un tour de vis fait saillir du bout vésical de l'instrument deux ailettes qni le maintiennent en place; puis on dispose tout autour, sur le périnée, des compresses graduées, on applique dessus la petite presse que porte encore l'instrument, on serre les vis de pression et toute l'épaisseur du périnée, depuis la muqueuse vésicale jusqu'à la peau, se trouve vigoureusement comprimée.

Dupuytren avait imaginé des *pinces dilatatrices* munies de coussinets sur la partie externe de leurs mors : on les introduisait fermées dans la plaie et on les y laissait se détendre, de façon que le point saignant fût directement comprimé par le coussinet correspondant. Cet instrument a été trop peu employé pour qu'on en puisse apprécier rigoureusement la valeur.

La *compression digitale* a été employée plusieurs fois et avec plus ou moins de succès dans le canal même de la plaie. Préconisée d'abord par Pouteau (1), qui déclare qu'appliquée pendant un quart d'heure elle arrête définitivement toute hémorrhagie; recommandée ensuite comme ressource ultime (Heister (2), Thompson), mais alors pen dant quelques heures au moins; elle a des avantages pendant l'opération pour empêcher le sang d'inonder la plaie (Boyer), car, comme moyen d'hémostase définitive, elle semble peu sûre. Disons, toutefois, qu'elle a sauvé plusieurs fois la vie de l'opéré (South, Desault (3), Spencer (4),

(1) Taille au niveau.
(2) Institut. de chirurgie, p. 11, sect. V, chap. CXI.
(3) Œuvres chirurg., par X. Bichat. Paris, 1798, S. II, p. 412.
(4) American Journal, 1850.

chez l'opéré de South, la compression digitale fut maintenue par Cross pendant 5 à 6 heures de suite et l'on put ainsi se rendre maître d'une hémorrhagie effroyable qui avait fort compromis les jours du patient. Même dans le cas de plaie de la honteuse, elle pourrait être utile, car Solly (1) y a remédié de cette façon dans l'opération de la fistule à l'anus.

Travers, à l'hôpital Saint-Thomas de Londres, est parvenu à suspendre une hémorrhagie grave provenant d'une ulcération fongueuse du gland en comprimant la honteuse contre l'ischion à travers les téguments. Voici comment . il fit coucher le malade sur un lit ou une table avec un bouchon derrière chaque ischion; la position peut être supportée longtemps sans grand inconvénient, et Harrison (2) conseille, ainsi que Samuel Cooper, d'employer ce moyen dans l'hémorrhagie de la taille. D'après Robert, pour le cas présent, le moyen serait peu applicable et sans grande utilité.

Le moyen le plus efficace d'employer la compression est le tamponnement. Aussi mérite-t-il une description à part.

Tamponnement. — Le procédé le plus ancien et le plus simple est celui qui consiste à bourrer la plaie avec un morceau d'éponge sèche ou de charpie. Inutile de faire ressortir les désavantages de ce procédé, l'infiltration d'urine en est une suite presque fatale. Klein l'employa avec succès dans un cas d'ouverture de la honteuse.

Plus tard, on traversa l'éponge d'une canule ; c'était un

---

(1) Med. Times, t. II, p. 499.
(2) Harrison. The surg. anat. of the arteries, t. II, p 102.

progrès et ce mode de tamponnement fut employé longtemps, et il l'est encore aujourd'hui en Angleterre sous
forme d'une canule entourée de lint.

Le perfectionnement qu'y apporta frère Côme (1) est trop
compliqué pour que sa méthode ait eu des imitateurs : une
longue pince, dite *porte-agaric*, était chargée d'un cône
d'agaric bien souple auquel était fixée par un fil une canule
d'argent flexible. Ce cône d'agaric, long de 4 pouces, large
de 2 à sa base, était disposé dans l'instrument de façon
que celle-ci fût introduite la première. On introduisait la
pince ainsi chargée dans la vessie, en en faisant glisser le
bouton sur un conducteur préalablement introduit. Une
fois là, on lâchait le ressort, on dégageait l'instrument,
pendant qu'une main maintenait le tamponnement en
place. Le cône d'amadou se dilatait alors dans le col vésical et la sonde était assujettie par un bandage approprié
qui l'appliquait contre l'ischion. Ce moyen était douloureux, peu sûr et exigeait un matériel spécial, aussi a-t-il
été peu employé.

Deschamps (2) procédait autrement. La plaie convenablement nettoyée, il introduisait jusque dans la vessie un
gorgeret, le dos tourné vers le point saignant. Dans la
concavité de l'instrument il introduisait d'abord un épais
morceau d'agaric de même largeur et long de 1 à 2 pouces,
puis une longue et forte mèche de charpie et entre les
deux une sonde, ou mieux, une canule double munie d'un
mandrin de bois ailé à l'extrémité. Si une compression plus
énergique était nécessaire, il ajoutait une seconde mèche
de charpie. Puis, soutenant le bout d'une main, il retirait

(1) In Bascilhac.
(2) Loco citato, III, p.

le gorgeret et l'appareil était pose sans le moindre tirail-
lement pour la plaie. Ce moyen lui aurait toujours réussi.

Malgré ses avantages, cette manière de procéder avait,
comme les autres, l'inconvénient de ne pas répartir uniformément la compression sur toute l'étendue de la plaie et
même de comprimer surtout les parties qui saignent le
moins, c'est-à-dire les parties latérales et la portion périnéale, et en agissant peu sur les angles et la portion vésicale. Aussi Boyer (1) imagina-t-il d'appliquer à la taille un
procédé de tamponnement employé autrefois par J.-L. Petit pour une hémorrhagie grave survenue dans l'opération
de la fistule à l'anus. Voici comment il procédait : après
avoir placé dans l'angle inférieur de la plaie une canule de
gomme, munie d'un mandrin de bois, dont l'extrémité, percée de trous, pénétrait dans la vessie, il introduisait par
dessus et jusque dans le col, un gros bourdonnet de charpie noué solidement avec un fort cordonnet dont les chefs
avaient une certaine longueur. Dans l'écartement de ces
chefs, il garnissait la plaie avec un certain nombre de
bourdonnets disposés avec régularité autour de la canule,
puis mettait dessus un fort tampon de charpie sur lequel
il nouait avec force les deux chefs du cordonnet. Le tout
était maintenu par un bandage approprié. Boyer n'aurait
employé que ce mode de tamponnement, et il lui aurait
toujours réussi, ainsi qu'à Richerand.

Dupuytren apporta un grand perfectionnement par l'invention de la *canule à chemise*. Cette canule, en argent,
largement ouverte à un bout et garnie d'anneaux pour y
recevoir des liens, est percée de deux orifices à l'autre
extrémité, qui est arrondie. A un pouce de cette extrémité

(1) Mal. chirurg., 1824, IX, p. 438.

Rouxeau.   5

se trouve une rainure circulaire sur laquelle, quand on veut se servir de l'instrument, on fixe une petite tente d'étoffe légère. On introduit dans la plaie l'appareil ainsi garni jusque dans la vessie et on pousse autour de la canule, dans l'intérieur de la chemise, des bourdonnets de charpie jusque dans le col vésical, de façon que celui-ci soit bien obturé, ce dont on s'assure en envoyant par la canule des injections, [qui ne doivent pas revenir par la plaie. On finit alors de remplir avec des bourdonnets, et l'appareil est fixé avec des liens qu'on passe dans les anneaux de la canule. On le laisse en place plusieurs jours, puis on retire peu à peu les bourdonnets, jusqu'à ce que la chemise se décollant, la canule tombe d'elle-même.

En 1855, Hilton (1), en Angleterre, proposa cet appareil comme « une simple modification de la canule de Liston, » et, la même année, Aveling (2) conseilla de modifier la chemise de soie huilée de l'appareil de Hilton, « de façon qu'on pût la dilater avec de l'air, comme le Bushe's compressorium usité contre l'hémorrhagie dans l'opération des hémorrhoïdes. » Cette idée d'Aveling n'était pas neuve, car on se servait depuis assez longtemps à Guy's Hospital, pour arrêter l'hémorrhagie de la taille, d'un appareil analogue qu'on improvisait avec une canule ordinaire et une petite vessie qu'on dilatait avec de l'air, ou mieux de l'eau glacée ; d'un autre côté, Dubois (3), en France, avait préconisé ce moyen d'hémostase contre les hémorrhagies utérines survenant pendant le travail, et Heurteloup (4) avait aussi conseillé, dans la taille hypogastrique, d'obturer la

(1) Med. T., II, 1855, p. 490.
(2) Ibid.
(3) Gaz. des hôp., 1854, 18 mars.
(4) Gaz. des hôp., 1855.

plaie avec un ballon de caoutchouc qu'on dilatait ensuite avec de l'eau.

M. Guyon a repris cette idée dès l'année 1875 ; il se servait, au lieu de la canule à chemise, d'une grosse sonde de gomme, entourée d'une poire en caoutchouc très mince garnie elle-même d'un tube de caoutchouc muni d'un robinet. Pour l'empêcher de glisser sur les parois plus ou moins lubrifiées du canal de la plaie, il y ajouta ensuite une mince chemise de tarlatane qu'on y attache au moment de s'en servir et qui donne beaucoup plus de fixité à l'appareil. Buckstone Browne (1), en 1877, proposa ce moyen comme de son invention jusque et y compris l'enveloppe de fine mousseline qu'il conseille d'y joindre et qu'il préfère de beaucoup, dit-il, à l'enveloppe de « calicot double d'édredon. » A la sonde de gomme élastique, M. Guyon a substitué depuis l'ancienne canule de Dupuytren, puis il a remplacé le tube en caoutchouc par un petit ajutage métallique, de façon à réduire beaucoup les dimensions de l'instrument et à le rendre moins embarrassant pour le malade. — Cet appareil a un immense avantage sur la canule à chemise ; l'introduction en est plus simple, moins douloureuse, la compression se répartit plus uniformément ; enfin, pour le retirer, ce qui se fait au bout de vingt-quatre heures à trois jours, suivant les cas, il n'y a qu'à dévisser le bouchon de l'ajutage, le liquide s'écoule et l'appareil se retire avec la plus grande facilité, sans le moindre froissement de la plaie.

Citons enfin, pour terminer la liste des appareils de tamponnement : la canule de Be. Bell (2), grosse canule

(1) Lancet, 1877, II, p. 389.
(2) Cours complet de chirurgie, théorique et pratique, Tr. Bosquillon, Paris, an IV, 1796, t. II, sect. VII, p. 61 et suiv.

d'argent un peu aplatie, qu'on introduit recouverte de plusieurs doubles de vieux linge ; la manière de procéder de Hey (1) qui, dans les cas d'hémorrhagie secondaire, fait passer un cathéter par l'urèthre dans la vessie et tamponne ensuite à plein sur le cathéter, moyen employé également par Teale et que Gross croit utile dans les hémorrhagies périprostatiques ; enfin, et pour mémoire, ce mode de tamponnement bizarre proposé par Pouteau, qui consistait à dilater le rectum avec une vessie remplie d'air.

Le tamponnement, comme moyen hémostatique, a été bien différemment apprécié par les chirurgiens; les uns, comme Dupuytren, Richerand, A. Guérin, Thompson, Guyon, le regardent comme le meilleur moyen qu'on ait à opposer à l'hémorrhagie de la taille et même s'en servent comme pansement (Th. Smith, Guyon); d'autres, au contraire, en font un moyen souvent impuissant, toujours dangereux, auquel on ne doit recourir que quand tout a échoué (Boyer, Chassaignac, Vidal de Cassis, Nélaton, Gross). Roux (2), même, le proscrivait absolument.

Voici quels inconvénients on lui reprochait :

1° D'être *insuffisant*. — Il y a, en effet, des cas où le tamponnement a été insuffisant ; dans d'autres, l'hémorrhagie, qu'on croyait arrêtée, continuait à se faire en arrière, dans l'intérieur de la vessie ou dans les interstices du tissu cellulaire pelvien et sous-péritonéal (3). Mais on peut dire qu'en général le tamponnement, tel qu'il est employé aujourd'hui, méthodiquement, de façon que la com-

(1) Lancet ou Med. T., 1869, I, p. 247.
(2) Gaz. des hôp., 7 juin 1845.
(3) Keith. British med. J., 1871, II. Med. T., 1859, II, p. 13.

pression soit uniformément répartie sur tous les points de la plaie, ne peut mériter ce reproche, qu'on faisait à l'ancienne méthode, d'endormir le chirurgien dans une sécurité trompeuse en laissant l'hémorrhagie se faire dans la vessie. Il faut cependant garder une surveillance attentive de ce côté, voir si la vessie ne se remplit pas, si l'appareil reste bien fixé à sa place, car la vessie peut se débarrasser de ce corps étranger qui l'irrite, comme Bégin, Reliquet (1) en citent des exemples, et, avec toutes ces précautions, on peut se croire en sûreté.

2° *D'être d'application douloureuse.*—Ce reproche est peu fondé, au moins pour l'hémorrhagie primitive ; car alors l'anesthésie opératoire empêche toute sensation douloureuse, et d'un autre côté, le col vésical et le canal de la plaie s'accoutument assez vite pour l'ordinaire à la présence de ce corps étranger. Cependant, certaines vessies plus intolérantes ne peuvent s'y accoutumer et quelquefois même l'appareil n'est pas supporté une minute. Mais c'est là l'exception : les malades s'y habituent facilement, en outre la gêne n'est pas de longue durée, car on peut enlever l'appareil au bout de vingt-quatre heures. Le reproche est plus fondé pour l'hémorrhagie secondaire ; alors en effet le tamponnement est souvent très douloureux et parfois insuppotabler.

3° Il a pu arriver au chirurgien de faire fausse route et de *loger la canule entre la vessie et le rectum.* Hey (2) en cite un exemple, mais c'est là une maladresse opératoire. Aussi Boyer recommandait-il de n'introduire jamais le

(1) Gaz. des hôp., 1878.
(2) Lancet ou Med. T., 1859, I, p. 247 ou 277.

tamponnement que s: le gorgeret, chez les gens gras à
périnée profond.

4° Le tamponnement *comprimerait trop parfois la paroi
antérieure du rectum*, d'après Erard, et il pourrait en
résulter des coliques violentes par rétention des gaz intes-
tinaux (Baudin.) Nous n'avons pas vu cet inconvénient
signalé dans une seule observation.

5° Chassaignac accusait le tamponnement de disposer à
l'infiltration d'urine Mais, comme lui répondit Giraldès,
cet accident qui pouvait se voir avec l'antique tamponnement à plein, n'a plus sa raison d'être aujourd'hui qu'on
emploie toujours la canule. Et même à la suite de ce moyen
hémostatique, les tissus sembleraient, par le tassement
qui en est la conséquence moins facilement pénétrables
à l'urine (Hervy de Chégoin (1). — De tous les cas de
tamponnement que nous avons recueillis, deux seulement,
dont un opéré de Hey (2), ont été suivis de cet accident.

6° On a vu *l'incontinence d'urine* à la suite ; Klein en
cite un exemple. Un enfant de 4 ans, qu'il avait tamponné
avec un morceau d'éponge laissé quatre jours dans la
plaie, eut ensuite de l'incontinence d'urine pendant neuf
semaines. Lizars (3) en cite un autre cas, mais en somme,
c'est un accident rare.

7° De même pour *l'orchite* : deux cas ont été cités par
Garden (4) qui a étudié spécialement l'orchite à la suite
de la taille à Suddur Dispensary, et, dans ces deux cas,
elle fut certainement provoquée par le tamponnement.

8° Des griefs plus sérieux ont été articulés.

(1) Gaz. des hôp., 1848, avril.
(2) Med. T., 1856, I, p. 363.
(3) British med. Review, 1836, II, p. 318.
(4) Med. Times, 1871, t. II, p. 127.

L'inflammation d'abord. — Elle a été signalée comme une suite fréquente du tamponnement par Roux, Boyer, Pelletan, Vidal de Cassis ; on verrait souvent, d'après ces auteurs, survenir alors soit une suppuration abondante, de l'érysipèle, des eschares, soit de la cystite, du phlegmon pelvien ou de la péritonite. Mais la taille expose déjà par elle-même à toutes ces complications. Il nous a donc fallu rechercher si la fréquence en augmentait après le tamponnement et le résultat de nos recherches (1) est qu'il n'en est rien, sauf peut-être pour la suppuration des corps caverneux et le sphacèle du périnée (tableau XXI). Nos chiffres, assez faibles malheureusement, prennent une grande valeur quand on les rapproche de tous les cas d'hémorrhagie traités ainsi sans qu'il en soit résulté le moindre inconvénient. Il n'y aurait donc à redouter comme suite de tamponnement que la gangrène du périnée (voir obs. VI), et encore avec les moyens actuels peut-on assez facilement graduer la compression pour que cet accident soit en somme peu à craindre.

9° Le tamponnement peut-il amener des *retards de cicatrisation* et ces retards aller jusqu'à la formation d'une fistule ? Pour résoudre cette question nous avons recueilli tous les cas de tamponnement avec guérison du malade où se trouvait mentionné le temps qu'il resta appliqué. Ce temps fut en moyenne de trois jours (tableau XXII), et nous avons pu constater que la cicatrisation était accomplie au bout de 51 jours en moyenne, et que dans près de la moitié des cas elle ne se fit pas avant soixante-quinze jours

(1) Elles ont porté sur des cas où la mort est arrivée et la lésion constatée à l'autopsie.

(tableau XXIII). Nous avons recueilli d'autre part les cas d'hémorrhagie non traités par le tamponnement et nous avons trouvé que la cicatrisation était accomplie en un peu plus de 36 jours en moyenne. Ce qui permet de dire que le tamponnement ou tout au moins un tamponnement laissé pendant 3 jours, paraît retarder la guérison d'une façon otable. Mais de là à dire qu'il peut être la cause de fistules véritables, il y a un abîme et nous n'avons trouvé aucun fait de cette nature. Les fistules à la suite de la taille dépendent en général d'une toute autre autre cause, comme la largeur démesurée de l'incision, la difficulté d'extraction du calcul, etc.

Ligature. — La ligature, comme méthode générale de traitement de l'hémorrhagie de la taille, a eu, comme le tamponnement, ses adversaires et ses partisans convain-us : parmi ces derniers, nous citerons Cheselden, Roux, Ch. Bell (1), Gross, etc. Aujourd'hui c'est un procédé d'hémostase que l'on n'emploie que lorsqu'il y a un jet artériel d'une certaine grosseur qu'on peut découvrir nettement. Rien n'est plus facile que la ligature de la superficielle ou d'une quelconque de ses ramifications, ou de l'hémorrhoïaɪepinférieure. Celle de la bulbeuse est un peu plus difficile il est vrai, à cause de sa situation entre deux feuillets aponévrotiques où il peut être difficile de la retrouver après sa rétraction. Mais il n'y aurait pas lieu de faire ici pour la ligature de mention spéciale autre que : on doit pincer tous les vaisseaux qu'on peut quand ils donnent beaucoup et qu'ils sont visibles ; si la ligature de la honteuse ne présentait pas quant à elle quelque particularité intéressante, ne serait-ce qu'à un point de vue historique.

(1) Cours complet de chirurgie.

La ligature de la honteuse est une opération délicate ;
on en a même nié la possibilité. Cependant elle a été faite
maintesfois *dans la plaie*, qu'on ait jeté l'anse de fil sur le
point lésé, ce qui a été fait rarement, ou au-dessus de ce
point, ce qui s'est vu plus souvent(1). Cheselden dit l'avoir
faite souvent ; Physick dut la pratiquer à sa première opération de taille (1794) ; Desault l'aurait tentée dans deux
cas et une fois avec succès (mai 1795) ; Deschamps (2) semble
bien douter un peu de l'authenticité de ce fait, mais nous répétons qu'il était absolument opposé à la ligature en général
et qu'il ne croyait pas à la possibilité de celle de la honteuse
en particulier. Roux (3) l'a pratiquée 5 à 6 fois avec facilité,
dit-il, car il n'échoua qu'une fois où il dut recourir au
tamponnement : il put constater 2 ou 3 fois à l'autopsie que
la ligature avait été bien faite. B. Brodie a lié lui aussi la
honteuse chez un homme maigre en se servant d'une aiguille d'argent bien flexible.

Voici comment Roser et Thompson conseillent de la pratiquer : d'abord on appuie l'index pour voir si par cette manœuvre on fait cesser l'hémorrhagie ; on contourne ensuite
le vaisseau avec une aiguille courbe enfilée qu'on passe de
dedans en dehors, de façon à l'embrasser dans une anse de
fil : si le vaisseau est bien saisi en tirant le fil à soi, le sang
cesse de couler ; on noue alors. Dorsey donne une autre manière de procéder : on fait passer, dit-il, sous le vaisseau

---

(1) Remarquons ici qu'on ne saurait traiter une plaie de la bulbeuse
par la ligature de la honteuse dans la plaie, car alors la ligature se
trouvant forcément en aval du point lésé, on n'aurait d'autre résultat
que d'augmenter l'hémorrhagie ; et même vu l'origine si variable des
branches de la honteuse, on a étendu cette proscription à toutes les
collatérales du vaisseau.

(2) Loco citato, III, p. 324.

(3) Gaz. des hôp., 1828, p. 190.

une aiguille courbe montée sur une pince et on la fait ressortir de l'autre côté : on jette un fil sous l'aiguille, on serre et on a ainsi sûrement une anse entière du vaisseau comprise dans la ligature. Pour mettre en usage ce dernier procédé, on pourrait imiter Thompson (1) qui raconte avoir sauvé la vie d'un opéré en liant ainsi sur un tenaculum qu'il abandonna dans la plaie, surtout si l'on se sert du tenaculum perfectionné de Keith d'Aberdein dont le crochet se sépare du manche par un petit mécanisme très simple.

Nous ne parlerons que pour mémoire de l'aiguille de Verdier (1762), instrument du maniement le plus difficile et qui ne pouvait servir qu'à la condition que le vaisseau fut très éloigné de l'os, condition que ne présente pas la honteuse. C'est le même Verdier qui avait proposé de prendre à la fois l'artère et la branche de l'ischion dans la ligature. Caignon (2), du reste, proposa un moyen analogue en 1825 : c'était de faire passer la ligature par le trou obturateur. Inutile de dire que ces moyens ne reçurent jamais d'application.

Il reste un procédé de ligature, mais qui n'a jamais servi qu'à l'amphithéâtre : nous ne croyons pas qu'il ait été employé une seule fois sur le vivant. Le voici tel qu'il est décrit par Harrison : chez les gens maigres, dit-il, on peut aller chercher la honteuse derrière l'ischion. Pour cela, on fait à la peau et au tissu cellulaire sous-cutané une incision de 3 pouces de long, commençant 1 pouce en dehors de la 4ᵉ pièce sacrée et finissant à la base du grand trochanter. On

---

(1) Practical lithot. London, 1871, p. 44.

(2) Rapport de Roux, d'Hervez de Chégoin à l'Acad. de méd., août 1825.

divise ensuite le grand fessier, puis l'aponévrose dense qui part du bord externe du grand ligament sciatique : on tombe alors sur la branche coccygienne de l'ischiatique qu'il faut diviser entre deux ligatures. Le doigt reconnaît ensuite la honteuse contre l'épine sciatique, et il n'y a plus qu'à charger, mais en évitant bien de charger le nerf honteux. Mais nous le répétons, ce n'est qu'un procédé d'amphithéâtre et la seule ligature pratiquée sur le vivant est la ligature dans la plaie.

Signalons, en terminant ce que nous avons à dire sur la ligature de la honteuse, un inconvénient qui la suivrait quelquefois, d'après Castera : c'est une douleur soudaine qui éclaterait dans la plaie et irait en se propageant jusqu'à l'extrémité du membre inférieur correspondant. Elle s'apaiserait bientôt au niveau de la ligature, mais durerait quatre à cinq jours dans le reste du membre. Cette douleur est sans doute la suite d'une ligature mal faite et comprenant des filets nerveux. Mais nous n'en avons trouvé aucun exemple dans les auteurs.

Pour en revenir à la ligature envisagée en général dans l'opération de la taille, il est une question qu'on peut avoir à se poser : quand faut-il lier, avant ou après l'extraction du calcul ? Samuel Cooper veut que l'extraction soit faite d'abord, de peur que la ligature ne soit entraînée par le passage de la pierre et que tout soit à recommencer. Mais la plupart des chirurgiens, Cheselden, Roux (1), Boyer, Deschamps, Bégin, veulent au contraire qu'on fasse toujours la ligature avant d'extraire. Et en effet, c'est le jet artériel qui indique le lieu précis de la lésion vasculaire : or le jet ne dure pas toujours longtemps, et quand le chirurgien a at-

(1) Gaz, des hôp., 1828,

tendu l'extraction pour lier, il peut ne plus couler qu'en nappe, parfois même ne plus couler du tout. Grand embarras pour le chirurgien. C'est ainsi que se produit souvent l'hémorrhagie secondaire : l'on en peut voir un exemple cité par Roux (1) en 1828. Il vaut donc mieux, à quelque moment de l'opération que survienne l'hémorrhagie, l'interrompre quelques instants pour chercher le vaisseau qui donne et le lier si l'on peut. Seulement il faut veiller à ce que l'extraction n'entraîne pas la ligature.

En résumé, dans la taille, dès qu'un vaisseau donne un jet de sang, qu'on peut voir, toutes les fois qu'il est à portée, même profondément, il faut le pincer : on peut attendre si l'on veut pour mettre la ligature. L'emploi des écarteurs permettra généralement d'y arriver avec facilité.

La ligature est bien moins indiquée contre l'hémorrhagie secondaire : il est difficile souvent de voir le point qui saigne au fond d'une plaie qui s'est déjà plus ou moins rétrécie, et de mettre une ligature sur des bourgeons charnus.

Torsion.—Pour les petits vaisseaux superficiels, il n'est pas toujours nécessaire de lier et souvent la torsion suffit.

Mais il faut la ligature pour les vaisseaux d'un plus fort calibre, à moins que celle-ci vu la profondeur de la lésion vasculaire ne soit absolument impossible.

Pinces hémostatiques. — C'est dans ce cas que l'emploi des pinces hémostatiques peut être avantageux. Elles ont alors rendu bien des services. Gross les avait déjà recommandées depuis longtemps, dans la taille, quand tout a

____

(1) Ibid.

échoué : il conseillait des pinces longues, légères, à mors
garnis de dents modérément aiguës et munies d'un anneau,
pour maintenir la ligature ; et Thompson recommande
beaucoup le « compressing forceps de Gross ». Dubois s'est
rendu maître de cette façon d'une hémorrhagie abondante:
il avait saisi le vaisseau avec une pince à verrou qu'il
abandonna dans la plaie et qui tomba le 6ᵉ jour. On peut
en voir un autre exemple dans nos observations (obs. I).
La pince hémostatique est en effet un instrument des plus
commodes sur l'utilité duquel il n'y a plus à revenir. Aussi
bien comme moyen d'hémostase temporaire permettant
de continuer l'opération et de ne lier qu'à la fin, que comme
moyen d'hémostase définitive : on laisse alors l'instrument
en place pendant plus ou moins longtemps, et même, pour
un petit vaisseau, il lui suffit d'avoir été comprimé entre
les mors d'une semblable pince pendant la durée de l'opération pour que l'hémostase soit assurée.

CHAPITRE III.

MOYENS D'HÉMOSTASE (suite).

Réfrigérants. — Les réfrigérants ont été employés de
tous temps contre l'hémorrhagie de la taille : on les appliqués sur la plaie même ou dans les environs comme ré-
percussifs.

Marianus Sanctus, Pouteau et d'autres les recomman-
daient comme un moyen suffisant dans la majorité des
cas : ils préconisaient dans ce but l'application sur le

ventre, les bourses et la naissance des cuisses de compresses trempées dans un mélange d'eau froide et de vinaigre. Plus tard, Cheselden l'employa avec avantage, surtout en été et chez les enfants. Boyer en a obtenu de bons résultats. Bégin a sauvé ainsi un vieillard de 73 ans qui allait mourir d'une hémorrhagie terrible. Thompson le dit utile, surtout contre l'hémorrhagie en nappe. C'est en résumé un moyen qui, dans la taille comme dans toute autre opération, peut rendre les plus grands services. Mais il faut être prévenu de la possibilité d'un accident à la suite des aspersions froides : Dupuytren cite un cas de suppuration pelvienne qui débuta brusquement sitôt après cette manœuvre. Aussi plus tard se défia-t-il toujours de ce moyen. Sanson cite également un cas de péritonite survenu dans ces circonstances.

Il est une autre manière d'employer les réfrigérants, ce sont les irrigations froides. Deschamps les a conseillées, si les applications froides échouent, mais c'est Bégin (1) qui le premier a érigé l'irrigation froide en méthode de traitement contre l'hémorrhagie de la taille. Dans son mémoire, il cite deux observations d'hémorrhagie des plus graves qui furent arrêtées par l'irrigation continue. Au moment où le moyen fut employé, le danger était des plus grands et tout avait échoué ; dès les premiers instants on put remarquer la diminution de l'écoulement sanguin en même temps que disparaissaient ténesme, spasmes vésicaux, et que survenait un sommeil réparateur. Au bout d'une heure, tout danger était conjuré, mais, par surcroît de précaution, l'irrigation fut encore continuée pendant quatre à cinq heures, puis remplacée par des compresses

(1) Voir Bibliographie.

imbibées d'eau froide : la plaie, dit l'auteur, était alors revenue sur elle-même, sans la moindre sensibilité, et l'opéré se trouvait dans l'état le plus satisfaisant.

Ce moyen préconisé par les Allemands contre les hémorrhagies des plaies d'amputation paraît surtout applicable contre l'hémorrhagie de la taille, car un de ses grands avantages est de calmer l'irritation qui en résulte, ainsi que des essais plus ou moins nombreux d'hémostase, et de diminuer ainsi beaucoup les chances d'inflammation. Contre l'hémorrhagie vésicale, Bégin ne lui croit qu'une utilité très contestable, mais Podraski le croit avantageux dans tous les cas.

Bégin faisait une irrigation véritable avec un appareil particulier. Thompson recommande un moyen plus simple de l'employer : c'est de se servir d'une forte mèche de coton qui, trempant par un bout dans un vase rempli d'eau glacée, de l'autre repose sur l'aine et le périnée du patient : ainsi se produit un petit courant bien suffisant pour arrêter l'hémorrhagie. Une étoffe imperméable placée sous le malade conduit l'eau dans un bassin. L'effet est encore augmenté par l'élévation du pelvis par un coussin un peu dur.

Astringents. — On ajoute à l'action des irrigations froides en employant des dissolutions plus ou moins chargées de substances astringentes. C'est ainsi qu'on peut employer le tannin, l'acide borique. — Mais c'est surtout dans les cas d'hémorrhagie vésicale ou même de simple rétenion de sang dans la vessie que les astringents en injection ont été employés, quoique à vrai dire on en ait beaucoup discuté l'utilité et même l'innocuité. Marianus Sanctus les conseillait dans ce cas (vinaigre, sel et urine humaine);

Houstet et Deschamps (alun) de même quand les applications froides ont échoué ; Rigal de Gaillac employait l'oxycrat très froid. Richerand au contraire les jugeait parfaitement inutiles, comme s'adressant à une lésion imaginaire. Voici l'opinion de Reliquet (1) à leur sujet : les hémostatiques ordinaires sans action spéciale sur les fibres musculaires de la vessie, peuvent être donnés dans les cas d'hémorrhagie vésicale simple. Mais lorsqu'elle est accompagnée de spasme des uretères ou de la vessie, surtout lorsque ces spasmes sont provoqués par la présence de caillots agissant sur le col vésical, et lorsqu'il en résulte des efforts violents d'expulsion avec besoin excessif d'uriner, alors tout médicament capable de surexciter la contraction de la vessie est contre-indiqué, pendant qu'au contraire tous ceux qui agissent en provoquant le calme de la paroi vésicale, non seulement favorisent l'arrêt du sang, mais encore répriment bien souvent l'hémorrhagie à eux seuls. Aussi ne prescrit-il dans ces cas que des lavements de chloral. Quant aux hémorrhagies veineuses ou artérielles du pourtour du col, à l'exemple de tous les chirurgiens, il croit utiles les injections légèrement astringentes. — En effet, les astringents employés de cette façon favorisent au moins l'action des moyens plus puissants d'hémostase qu'on peut employer concurremment.

Les astringents peuvent être employés autrement qu'en injections. A une époque éloignée de nous, Celse, Jean des Romains, Colot, réprimaient l'hémorrhagie avec des bourdonnets imbibés d'une liqueur styptique qu'on introduisait dans la plaie ; ou bien sur ce qui devait faire l'office de tampon, ils étalaient une couche de baume d'Arceus qu'ils

Gaz. es hôp., 1878.

saupoudraient ensuite de poudre « de vitriol romain calcifié. »

Au siècle dernier Cheselden recommandait l'usage des styptiques comme particulièrement utile dans les cas d'hémorrhagie périprostatique, et de nos jours, malgré les préventions de Richerand qui les accusait d'être une cause de douleur et d'inflammation, ils ont été préconisés par un grand nombre de chirurgiens : Hervey Ludlow se servait du matico, Vincent, de la térébenthine et du sesquichlorure de fer, Sedillot et Legouest de l'eau de Pagliari, Thompson, Durthem, Richet, du perchlorure de fer. Voici comment procède M. le professeur Richet (1) : il introduit dans la vessie un tampon attaché par deux fils et qu'il ramène solidement sur le col vésical ; puis il remplit toute la plaie de bourdonnets imbibés de perchlorure de fer. Après quelques minutes, il retire le tout et l'hémorrhagie est arrêtée. Cette manœuvre aurait l'avantage de fermer toutes les bouches ouvertes à l'absorption et ainsi de mettre à l'abri de l'infection : au bout de quelques heures le canal de la plaie se gonfle et se rétrécit au point qu'on peut voir l'opéré uriner le soir par l'urèthre.

Mais elle est fort douloureuse, même au bout de quelques heures, aussi M. Richet ne l'emploie-t-il pas toujours. Mais dernièrement il traita de la sorte un jeune homme de 21 ans, avec un succès complet.

D'une façon générale, les astringents seraient le moyen par excellence à opposer à l'hémorrhagie secondaire (Thompson).

Cautérisation. — On a employé les caustiques et le fer

(1) Gaz. des hôp., 1880, p. 210.

rouge. Ponteau est un des derniers qui se soit servi des caustiques : la substance qu'il appliquait est le beurre d'antimoine. Il arrêta ainsi une hémorrhagie fort grave chez un sujet de 18 ans... De nos jours les caustiques ont été encore recommandés par Patron : il engage à cautériser vigoureusement au nitrate d'argent, dans certains cas d'hémorrhagie consécutive, chez les enfants et les sujets pâles, à peau froide et à pouls petit, quand le sang coule en nappe et que les astringents aidés d'une compression modérée ont échoué.

On a eu plus souvent recours au cautère actuel. Ce procédé est préconisé hautement, toujours par Patron et par Lallemand qui le préféraient de beaucoup au tamponnement : « C'est un moyen qui ne s'attaque qu'au point qui saigne, sans étendre plus loin ses effets, qui ne produit qu'une douleur passagère et est d'une facilité extrême d'application contre les hémorrhagies du fond de la plaie, ce qui est son plus grand mérite » ; en outre, ce serait le seul, d'après Velpeau, à opposer aux plaies de la honteuse. Il a été recommandé encore par Sabatier, Jourdan et Erichsen, etc. Dalrymphe et Martineau l'auraient employé souvent à Norwich's Hospital, toujours avec les meilleurs résultats, disent-ils, et sans qu'il en soit jamais résulté le moindre inconvénient pour l'opéré. Pour l'appliquer, on pourrait se servir du procédé indiqué par Dupuytren (1), c'est-à-dire : on appuie d'abord fortement, sur le point qui donne, l'extrémité d'une canule en roseau, puis dans cette canule peu conductrice du calorique, on plonge à plusieurs reprises et on laisse se refroidir le temps qu'on veut, un petit cautère porté au rouge sombre. Mais en somme ce

(1) Lithotomie, th. 1812.

moyen a pu paraître dangereux au plus grand nombre et a été trop peu employé pour qu'on en puisse juger les avantages et les inconvénients. (2)

Moyens accessoires. — En première ligne ce sont les calmants. Nous en avons vu les avantages plus haut à propos de l'hémorrhagie vésicale, mais ils peuvent constituer toujours un utile adjuvant, qu'on emploie, comme l'indique Reliquet, de petits lavements de 1 gr. 50 de chloral, un par heure (ne pas dépasser quatre) ou bien qu'on emploie l'opium à petites doses, comme le recommande Thompson.

A une époque on a employé la saignée, Collot même en faisait la seule manière de traiter l'hémorrhagie de la taille en la poussant jusqu'à la syncope. Déjà Tolet, vers la même époque, s'élevait fort contre cette pratique. Cheselden depuis, Boyer, Deschamps, B. Brodie, l'ont bien encore conseillée d'une façon modérée chez les pléthoriques, mais c'est un moyen absolument inusité aujourd'hui.

Les toniques au contraire sont prescrits assez souvent avec avantage. Deschamps particulièrement recommandait de ne jamais tailler d'individus faibles, à face pâle et légèrement bouffie, avant de les avoir soumis pendant quelque temps à un régime tonique, au quinquina en extrait. Le sulfate de quinine a été employé de cette façon et Lawrence s'en est servi avec succès en le donnant à petites doses : c'était chez un enfant dont l'hémorrhagie avait résisté à tous les moyens de traitement. Hervey

(1) Ce moyen n'a été employé dons aucune des 380 observations qui nous sont tombées sous les yeux.

Ludlow recommande aussi le sulfate de quinine dans les cas d'hémorrhagie passive. Signalous ici, à titre de curiosité historique, la pratique bizarre dont parle encore Tolet à la fin du XVIIIe siècle et qui consiste à faire boire l'opéré dans une tasse de bois de frêne provenant d'un arbre coupé la veille de la Saint-Jean à midi.

Les laxatifs sont utiles en ce qu'ils facilitent les défécations et diminuent les efforts, cause si fréquente de l'hémorrhagie secondaire; aussi Reliquet fait-il donner des lavements d'au tiède à ses opérés, lorsqu'ils ont envie d'aller à la garde-robe. Des boissons rafraîchissantes seront données dans le même but.

Mais ce qui est nécessaire, avant tout, c'est une *tranquillité* parfaite, aussi bien d'esprit que de corps. Il ne doit même pas être permis au malade de se retourner dans son lit : on doit éloigner de lui toute cause d'émotion, de bruit, L'air de la chambre doit être frais et fréquemment renouvelé, L'opéré doit avoir un lit plutôt un peu dur et ne doit pas être trop couvert, le bassin un peu haut sur un coussin, de façon à lui donner une position favorable à l'hémostase et à le tenir plus au frais. : user surtout de ce moyen si le lit est un peu mou. On a hien conseillé de rapprocher les cuisses du malade et même de les attacher ensemble, mais ce ne paraît avoir au moins qu'une utilité très contestable, Toutes ces précautions ne sont pas du reste dirigées spécialement contre l'hémorrhagie, et on doit les prendre après toute opération de taille.

I. Pendant l'opération, lorsqu'un vaisseau de quelque importance vient d'être lésé, on le prend, toutes les fois que l'on peut, entre les mors d'une pince hémostatique, et on lie immédiatement ou on laisse les pinces en place jusqu'à la fin de l'opération, ce qui suffit à arrêter le sang, si le vaisseau lésé est de petit calibre.

Le calcul extrait, on envoie dans la plaie et la vessie, au moyen d'une sonde en gomme, plusieurs injections d'une solution étendue d'acide borique, et l'on s'arrête lorsque l'eau revient à peine teintée. Si le liquide garde toujours une coloration rouge marquée, on recommence les injections avec la solution d'acide borique, ou mieux avec une solution de tannin au centième. Si malgré ces moyens, le sang continue à couler, il faut examiner soigneusement la plaie surtout dans ses parties profondes ; et en soulevant fortement avec une valve la partie supérieure de la plaie, on se donne d'ordinaire assez de jour pour apercevoir le jet de sang qui peut-être se produit au fond de la plaie. Il est facile slors de poser une pince hémostatique, on jette une ligature par-dessus, si c'est possible, sinon on abandonne la pince dans la plaie. Là-dessus, quelques nouvelles injections d'acide borique et de tannin ; on observe la plaie pendant quelques instants et on applique le tamponnement, qu'on dilate modérément et qu'on fixe par des liens. Quand on préfère ne pas appliquer de tamponnement. il vaut mieux laisser la plaie absolument vide, que d'y introduire une sonde seule ; nous avons vu pourquoi, mais il faut alors recourir à l'irrigation froide ou légèrement astringente, ou même aux simples applications froides, aux lavements froids.

L'hémorrhagie complètement arrêtée, on ·fait porter l'opéré au lit, on surveille l'écoulement de l'urine par la canule ou par la plaie, on surveille surtout le méat urinaire, on palpe la région hypogastrique, bref, on ne le laisse que quand on ne trouve plus la moindre trace d'hémorrhagie.

II. Parfois le sang vient avec assez d'abondance pendant l'opération pour que, l'extraction du calcul présentant certaines difficultés, on soit obligé de tout interrompre et de remettre l'extraction à un autre moment, pour ne s'occuper que de l'hémorrhagie. (Albucasis cite des cas où la persistance du lithotomiste à vouloir extraire quand même a couté la vie à l'opéré). C'est ce que Deschamps(1) nomme *la taille en deux temps de nécessité*. Maret (2) regarde comme absolument indispensable de ne pas continuer l'opération dans ces circonstances; de même Sabatier, Bégin, Boyer, etc. On tamponne la plaie ou on arrête le sang comme on peut et on fait reporter le malade à son lit, quitte à reprendre l'extraction de la pierre au bout de quelques jours.

III. L'opéré reporté au lit, il faut prendre toutes les petites précautions que nous avons décrites pour éviter l'hémorrhagie secondaire, surveiller la plaie et s'assurer de l'état de la vessie. Si l'on s'aperçoit que le sang recommence à couler, il faut agir sans tarder : toute hésitation, dit Gross, peut être fatale. On fait mettre le malade, le bassin sur le bord du lit, en décubitus dorsal ou latéral comme on le

(1) Loco cit., III, p. 9 et suiv., et IV, p. 37.
(2) Mém. de l'Ac. de Dijon, 1769.

préfère. On lave la plaie pour la débarrasser des caillots qui peuvent l'obstruer ; on fait quelques injections avec la solution d'acide borique ou de tannin, ce qui suffit souvent. Si par hasard on voit un jet de sang, on lie ; si le sang continue de couler mais en nappe et sans qu'on en puisse voir le siège précis, on applique le tamponnement avec toutes les précautions dont on peut-être capable ou bien si l'on préfère, on emploie des irrigations continues d'eau froide ou légèrement astringente.

IV. Quand la vessie est distendue par l'urine et le sang coagulé, il faut l'en débarrasser au plus vite, au moyen d'injections d'eau tiède et autant qu'il est nécessaire. Ce moyen recommandé par B. Bell. Baseilhac, Boyer, S. Cooper, etc. est le plus sûr et le plus certain. Puis on replace le tamponnement aussi méthodiquement que possible et si l'accident n'est dû qu'à un simple reflux dans la vessie, il peut ne pas se reproduire, Mais si par malheur, il est dû à une hémorrhagie vésicale, ce qui est rare du reste, il n'en sera plus de même. On peut essayer dans ce cas aussi de débarrasser la vessie par des injections, parce qu'alors elle se vide, se rétracte, les parois reviennent sur elle-mêmes, les fibres musculaires qui ne sont plus distendues, réagissent plus énergiquement sur les vaisseaux qui rampent dans leur voisinage, les courbent sur eux-mêmes et rallentissent le cours du sang ; et le tamponnement une fois remis l'hémorrhagie pourra même dans ce cas ne pas continuer ; mais trop souvent le sang recommence à couler, à obstrue la canule et à dilater le réservoir urinaire : il faut tout recommencer ; on peut reprendre les injections tièdes, se servir même de la curette, mais jamais de l'aspiration. C'est dans ce cas que la canule double de Deschamps rend de véritables services : on a ainsi un orifice toujours perméable ; contre l'hémorrhagie, on fait des applications froides, répétées souvent et longtemps, des lavements froids, le chloral ou l'opium à l'intérieur, et si on ne réussissait pas par ces moyens à arrêter le sang, c'est alors qu'il faudrait (1) commencer les injections glacées ou assez fortement alunées dans la vessie.

(1) Deschamps, loco citato.

CONCLUSIONS.

Quoique beaucoup moins fréquente qu'autrefois, l'hémorrhagie survient encore aujourd'hui assez souvent dans l'opération de la taille. L'enfance donne une immunité manifeste vis-à-vis de cette complication, de même qu'une opération antérieure ; au contraire, un âge avancé, la longue durée de la maladie calculeuse, l'existence d'un rétrécissement de l'urèthre, de fistules urinaires, une prédisposition hémorrhagique quelconque, doivent mettre en garde le chirurgien. Le procédé qui donne le plus de sang est la taille latéralisée, celui qui en donne le moins est la taille suspubienne. De même, chez la femme, à l'exception de la vestibulaire, l'opération est rarement suivie d'hémorrhagie.

L'hémorrhagie se produit généralement pendant l'opération ; artérielle pour l'ordinaire et provenant de la bulbeuse ou de la superficielle ou de leurs ramifications, elle reconnaît comme cause une anomalie quelconque d'une de ces artères. Plus rarement elle provient d'une blessure du bulbe. L'hémorrhagie veineuse est, elle aussi, bien moins fréquente que l'hémorrhagie artérielle : quand elle se produit, elle résulte soit des déchirures du col vésical fatalement produites par l'extraction violente d'un calcul trop volumineux, soit d'une incision trop étendue de la prostate. L'hémorrhagie vésicale s'est vue quelquefois, mais assez rarement, ce qui est heureux, car c'est la plus grave de toutes.

L'hémorrhagie secondaire, moins fréquente que la primitive, est l'hémorrhagie importante de la taille : elle survient généralement le jour de l'opération, dès les premières heures surtout, au moment où le spasme opératoire se dissipe. Mais elle peut survenir aussi dans les jours qui suivent, quelquefois même, deux, trois et quatre semaines après. On doit la redouter chez les opérés âgés, épuisés, lorsque l'extraction du calcul a été violente et pénible et lorsqu'il y a eu beaucoup de sang perdu pendant l'opératipn. Elle peut se manifester franchement et à ciel ouvert, mais souvent elle se fait sournoisement dans l'intérieur de la vessie.

L'hémorrhagie est toujours grave : non-seulement elle peut causer la mort par elle-même et à bref délai ; mais encore elle affaiblit beaucoup le malade qui peut mourir de l'épuisement consécutif et le rend moins apte à résister aux autres complications qui peuvent l'assaillir. Aussi faut-il toujours la réprimer énergiquement surtout chez les enfants, les vieillards et les gens affaiblis.

Le principal moyen thérapeutique dont on dispose est le tamponnement, qu'on peut aider du reste de la ligature quand elle est possible, de la torsion, des pinces hémostatiques ou enfin des irrigations froides et styptiques. Ce qui est indispensable surtout, c'est d'agir rapidement, en se souvenant, comme le dit Thompson, que chaque goutte de sang perdu est une chance de mort pour l'opéré.

OBSERVATIONS [1]

OBSERVATION I.

Hémorrhagie artérielle survenue pendant l'opération. Guérison.
(Communication de M. le professeur Guyon).

N..., âge avancé, opéré par M. Guyon en octobre 1880, à la maison de santé des Frères de Saint-Jean-de-Dieu, pour un calcul volumineux. Taille bilatérale. Rien de particulier dans les premiers temps de l'opération. Mais sitôt le col vésical ouvert avec le lithotome, il se produit un écoulement considérable de sang artériel qui sort avec violence de la plaie et avec un bruissement assez fort. Devant l'abondance de l'hémorrhagie, M. Guyon croit devoir interrompre l'opération. Le sang semblant venir du fond de la plaie, pour s'en assurer, il fait introduire une valve jusque dans le col vésical et relever fortement ainsi la paroi supérieure de canal de la plaie. Celle-ci débarrassée par une injection du sang qui l'obstrue, on peut voir avec la plus grande facilité, tout au fond et de chaque côté, s'élancer un jet de sang assez gros, tel que pourrait le produire une petite radiale. Poser une pince hémostatique sur chaque point qui donne est l'affaire d'un instant et l'hémorrhagie est arrêtée définitivement.

(1) Nous ne donnons ici que des observations inédites ; nous bornant pour ne pas donner trop d'étendue à ce travail à ne donner que l'indication bibliographique des observations que nous avons recueillies dans les auteurs anglais et français et dont le nombre monte à 368 environ.

M. Guyon commence alors l'extraction du calcul. A cause de son volume considérable, il fallut le fragmenter, ce qui rendit l'opération plus facile : toutefois avec le calcul il vint dans les moes des ténettes un fragment de lobe prostatique, ce qui ne fut la source d'aucun inconvénient.

Le poids de la pierre était de 135 grammes.

Puis le tamponnement fut mis et modérément et dilaté les pinces hémostatiques étant laissées en place.

Le tout fut retiré le lendemain. L'hémorrhagie n'avait pas reparut et elle ne reparut plus. Le seul incident qui nous reste maintenant à signaler, est l'escharification qui se produisit de toute la surface du canal de la plaie. Elle n'entraîna du reste aucun accident et l'opérer guérit sans encombre.

OBSERVATION II.

**Hémorrhagie considérable survenant après l'opération-artérielle.
Mort rapide.**

(Communication de M. le professeur Guyon.)

N..., opéré par M. Guyon en 1877, à l'hôpital Necker. Calcul petit mais d'une dureté considérable. Taille bilatérale.

L'opération ne présente aucune particularité importante à signaler, et il n'y eut qu'un écoulement très modéré de sang. Le tamponnement fut appliqué néanmoins, suivant l'habitude de M. Guyon, et comme il le faisait alors, c'est-à-dire sans envelopper la poire de caoutchouc d'une légère chemise de tarlatane, et il fut modérément dilaté.

Opéré reporté à son lit.

A ce moment il sort un peu de sang par le méat ; mais la vessie est vide, la canule fonctionne bien et donne passage à une urine limpide et à peine sanguinolente, la plaie ne saigne pas autour du tamponnement. Bref on quitte le malade.

A 4 heures de l'après-midi, M. Jarjavay, l'interne du service, à la visite du soir, trouve le malade inondé de sang, les dedans du lit traversés, le tamponnement à moitié sorti, la région hypogastrique dure et tendue, la vessie remontant très haut. Il était pâle, affaissé, les extrémités froides, le pouls filiforme, la voix éteinte, poussant à peine quelques plaintes faibles et inarticulées.

M. Jayavay enlève aussitôt le tamponnement, ce qui amène l'issue au dehors d'une grande quantité de sang liquide et de caillots; avec le doigt introduit dans la vessie, il en retire encore le plus qu'il peut et applique la canule à chemise, aussi méthodiquement que possible. Mais tout fut inutile, la perte de sang avait été trop grande et l'opéré succomba dans la soirée.

L'autopsie ne put être faite.

OBSERVATION III.

Hémorrhagie veineuse survenant pendant l'opération et reparaissant dans la journée. Mort au bout de quelques jours.

(Communication de M. le professeur Guyon.)

N..., âgé de 60 ans environ, opéré vers la fin de 1878, par MM. Guyon et Richet. Le malade souffrait depuis longtemps de la pierre qui était grosse.

Taille bilatérale. Les premiers temps de l'opération ne présentèrent aucune particularité. Mais le calcul était très volumineux, il fut malaisé de le saisir entre les mors de ténettes, et malheureusement il fut pris par son grand diamètre : l'écartement considérable des manches des ténettes le témoignait assez.

L'extraction fut des plus pénibles, comme il était facile de le prévoir, et elle dura longtemps. Sitôt que la pierre, qui mesurait 7 centim. dans son grand diamètre, eut été extraite, le sang se mit à venir en abondance, noir, coulant, en nappe et sortant du fond de la plaie. Le tamponnement fut appliqué avec la canule à poire de caoutchouc; mais sans addition d'une chemise de tarlatane. L'hémorrhagie parut s'arrêter alors, et l'opéré fut reporté à son lit.

Mais dans la journée, le sang reparut en abondance. M. Richet appelé enleva le tamponnement, le recommença avec la canule à

chemisede Dupuytren et réussit ainsi à arrêter de nouveau l'hémorrhagie. Mais le malade avait perdu trop de sang et il avait été tellement épuisé par l'opération qu'il mourut au bout de quelques
jours.

Il n'y eut pas d'autopsie.

OBSERVATION IV.

**Hémorrhagie vésicale considérable survenant au moment de l'opération.
Taille hypogastrique. Guérison.**

(Communication de M. le Dr Périer, chirurgien de l'hôpital
Saint-Antoine.)

N..., homme d'un âge très avancé, opéré par Dolbeau. Taille hypogastrique. La surface interne de la vessie était tapissée de con-
crétions et de plaques calcaires incrustées dans la muqueuse. Les
tentatives d'extraction de ces plaques amenèrent une hémorrhagie
vésicale effroyable. La quantité de sang perdue fut énorme et plon-
gea l'opéré dans un affaiblissement profond : il paraissait destiné à
périr, mais l'hémorrhagie cessa d'elle-même et il en réchappa.

OBSERVATION V.

**Hémorrhagie survenue dans la lithotritie périnéale et reparaissant
deux jours après. Guérison.**

(Obs. tirée du cahier des tailles de Necker.)

N..., 60 ans, entré à Necker le 4 décembre 1876 pour un calcul
vésical, vu les petites dimensions de la pierre, M. Guyon pratiqua
la lithotritie périnéale le 26 décembre. L'opération fut facile; l'incision des tissus ne donna pas lieu à un écoulement anormal de
sang; mais lorsque la voie eut été ouverte au calcul par le dilata-
teur de Dolbeau, il se produisit une hémorrhagie d'une certaine
abondance. La répression en fut facile du reste, puis le calcul extrait en 2 fragments.

Le 28, dans la journée, l'hémorrhagie reparut encore, mais légère et de courte durée; et il n'y eut pas d'autre incident dans le cours du traitement.

OBSERVATION VI.

Hémorrhagie artérielle à la suite de la taille prérectale. Erysipèle.
Sphacèle du périnée. Mort.

(Obs. tirée du cahier des tailles de Necker.)

N..., 61 ans, entre à Necker (1878) pour un calcul vésical. M. le professeur Guyon pratiqua la taille prérectale le 18 mai. L'introduction du lithotome fut rendue un peu difficile par suite de la position du calcul qui était situé sur le col. De plus, on s'aperçut à ce moment que le sang venait avec une abondance notable d'une artère assez volumineuse. Il fallait terminer rapidement.

L'incision du col fut faite alors avec le bistouri boutonné et le calcul extrait : il était fort gros et avait 6 centim. 1/2 sur 4.

La canule à poire fut introduite alors et amenée à un assez fort degré de dilatation; l'hémorrhagie s'arrêta et elle ne reparut plus, à l'exception de quelques caillots qui furent expulsés ensuite par l'urèthre.

Le tamponnement fut laissé jusqu'au 21, c'est-à-dire trois jours pleins.

A quelques jours de là, la plaie fut envahie par un érysipèle, le périnée se sphacèla et l'opéré mourut le 31 mai.

OBSERVATION VII.

Hémorrhagie secondaire. Taille bilatérale. Guérison.

(Obs. tirée du cahier des tailles de Necker.)

M..., 45 ans, entre à Necker le 21 avril 1875.

Taille bilatérale le 10 mai. L'opération se passe sans incident et la pierre est extraite avec facilité; elle était très friable et avait pour noyau un fragment d'épingle à cheveux.

L'opéré, reporté à son lit, il se produisit, au bout de peu de temps, une hémorrhagie abondante que l'on put arrêter avec la canule à chemise.

Elle ne se reproduisit plus et l'opéré guérit.

OBSERVATION VIII.

Hémorrhagie artérielle. Taille bilatérale. Guérison.
(Communication de M. le professeur Guyon.)

Adulte (Jersey).

Taille bilatérale ; hémorrhagie artérielle abondante au moment où on retire le lithotome ; le sang coulait par un gros jet. Il fut aisément arrêté par l'introduction de la canule à poire après l'extraction, et il ne reparut plus.

Guérison.

OBSERVATION IX.

Hémorrhagie veineuse primitive. Abondance extrême. Réapparition dans la journée. (Taille prérectale.)
(Communication de M. Bruchet, interne des hôpitaux.)

N..., âgé d'une trentaine d'années, entre en novembre 1880, dans le service de M. le professeur Verneuil à la Pitié, pour des douleurs intenses qu'il ressentait dans la vessie depuis fort longtemps, douleurs qui ne lui laissaient aucun moment de repos, malgré les doses considérables de morphine qu'il absorbait. Il n'avait, du reste, jamais pissé de sang et ne portait pas de pierre dans la vessie.

Le diagnostic *cystalgie* fut porté, et pour amender les douleurs, M. Verneuil tenta la taille prérectale vers la fin du mois de novembre.

Il n'y eut rien de particulier au début de l'opération, les tissus du périnée ne donnaient pas plus de sang qu'à l'ordinaire, mais aussitôt l'incision du col vésical faite avec le lithotome, il se produisit un écoulement sanguin considérable, noir, coulant en nappe et ayant tous les caractères du sang veineux. En peu d'instants, le malade perdit une quantité très grande de sang.

Sous l'influence d'injections d'eau fraîche faites dans la plaie et dans la vessie, l'écoulement s'arrêta, si bien que M. Verneuil fit reporter l'opéré à son lit et sans autre appareil que celui qu'il emploie d'ordinaire, c'est-à-dire une simple sonde en caoutchouc vulcanisé, introduite dans la vessie par la plaie, pour faciliter le lavage de cet organe.

Peu d'instants après, l'interne de garde était appelé en toute hâte; l'hémorrhagie s'était reproduite avec une grande abondance et le malheureux gisait au milieu de son sang. Sous l influence d'un léger tamponnement, l'écoulement parut s'arrêter, la vessie se vidait convenablement, et il ne semblait pas s'y produire le moindre reflux sanguin. Mais il ne tarda pas à reparaître de plus belle et avec une abondance telle cette fois, que le malade sembla à toute extrémité : pâle, exsangue, froid, sans pouls ; il paraissait voué à une mort prochaine, quand on put lui porter secours. L'interne de garde enleva le tamponnement, nettoya la plaie, lia une artériole qui donnait un petit jet de sang, et rétablit le tamponnement avec tout le soin possible. Le sang s'arrêta encore cette fois et définitivement pour lors. Contre toute attente, les forces du malade se relevèrent peu à peu, et la guérison ne fut plus entravée par la moindre complication.

1er janvier 1880. La plaie n était pas encore cicatrisée ; les douleurs vésicales avaient reparu.

OBSERVATION X.

Hémorrhagie secondaire après la taille prérectale. Mort.

(Communication de M. le professeur Guyon).

Homme d'une quarantaine d'année, fort et vigoureux.

Taille bilatérale en juin ou juillet 1880 (Maison de santé des frères Saint-Jean-de-Dieu). Les incisions préliminaires s'accompagnèrent d'un écoulement de sang un peu plus abondant qu'à l'ordinaire et de nature veineuse. L'incision du col augmenta

Rouxeau.   7

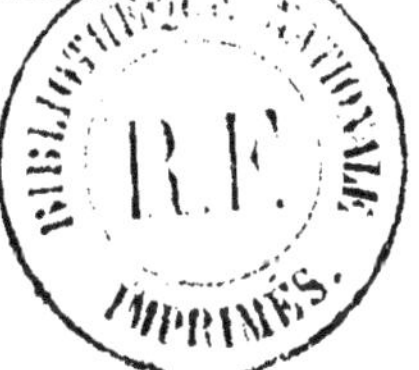

comme toujours, l'écoulement. Le sang sortait de la plaie, noir, en nappe, avec une assez notable abondance, pendant la recherche et l'extraction du calcul qui était volumineux. Après plusieurs tentatives, M. Guyon le fragmenta et put ainsi l'avoir sans trop de difficulté. Les injections fraîches, pratiquées dans la plaie et la vessie et le tamponnement appliqué avec la canule à poire, enveloppée de gaze, tout écoulement sanguin avait cessé. En somme, il n'y avait pas eu d'hémorrhagie : la quantité de sang perdue fut cependant un peu plus considérable qu'à l'ordinaire : 400 à 500 grammes de sang veineux.

L'opéré fut reporté à son lit. A ce moment, la plaie se remit à suinter un peu autour du tamponnement, et quelques gouttes de sang parurent au méat. M. Guyon fit de nouveau quelques injections d'acide borique par la canule dans la vessie, dilata un peu davantage la poire en caoutchouc et abandonna le malade après s'être convaincu que les urines coulaient limpides et peu sanguinolentes par le siphon, que la vessie était vide et que le méat ne laissait plus suinter la moindre goutte de sang.

Tout alla bien les deux premiers jours, mais le troisième l'opéré eut un frisson, qui se répéta dans la journée, le lendemain il commença à s'affaiblir graduellement, et le quatrième jour comme il commençait à se relever un peu, il eut, à deux reprises, dans l'après-midi, une hémorrhagie par la plaie, hémorrhagie qui fut assez considérable au dire du frère qui le gardait.

Il mourut dans la soirée.

L'hémorrhagie ne joua, dans ce cas, qu'un rôle parfaitement accessoire ; mais l'autopsie ne put être faite.

OBSERVATIONS XI et XII.

Hémorrhagie secondaire.

(Communication de M. le professeur Guyon.)

Chez ces deux calculeux, dont l'opération ne présenta pas, du reste, la moindre particularité, tant au point de vue des incisions que de l'extraction du calcul, M. Guyon s'abstint d'appliquer le tamponnement, contre son habitude. Il se contenta d'abandonner tans le col de la vessie une simple sonde en gomme ordinaire.

Dans les deux cas, il survint, quelque temps après l'opération, une hémorrhagie secondaire qui ne cessa qu'après qu'on eut enlevé la sonde. Mais elle ne reparut plus alors.

Observations publiées jusqu'à ce jour en France et en Angleterre.

A. — Observations d'hémorrhagie mortelle.

Obs. XIV. — Benfield. Lancet, 1869, t. II, p. 156.

XV. — B. Brodie. Leçons sur les maladies des organes urinaires; trad. de Patron, 1845. Paris, p. 387 ou 317.

XVI. — Cheselden. Taille latérale par la méthode de Cheselden; tr. Guérin, 1818, p. 105 ou 115.

XVII. — Collot. Traité pratique et dogm. de Deschamps.

XVIII, XIX, XX. — Come. In rapport de Louis....., 1819.

XXI. — Deschamps. Traité théorique et dogmatique, 1826, t. IV.

XXII. — Dolbeau. Gaz. des hôp., 1863, p. 404.

XXIII et XXIV. — Dupuytren. Mémoire sur une manière nouvelle de pratiquer l'opér. de la pierre. Bégin et Sanson, 1836. — Gaz. des hôp., sept. 1832.

XXV. — Fergusson. Lancet, 1848, t. I, p. 413 ou 493.

XXVI et XXVII. — Holmes Coote. Lancet, 1864, t. 1; p. 61.

XXVIII. — Frère Jacques. In Méry. Observations sur la manière de tailler du frère Jacques. Paris, 1700.

XXIX. — Keith. British med. J. 1871, t. II.

XXX. — Kerr. In Gross' practical treatise on the diseases and injuries of the urinary organs. Philadelphia, 1851, — et Gaz. médic. de Paris, 24 juin 1848, t. III (Pineda).

XXXI. — Lawrence. Lancet, 1827-28, p. 89.

XXXII. — Morand. Taille au haut appareil.

Obs. XXXIII. — Nélaton. Pathol. chirurg., t. V, p. 232. Paris, 1854.

XXXIV. — Pamard. Revue médico-chirurg. de Paris, 1849, p. 272.

XXXV. — La Peyronie. Cité partout.

XXXVI. — Pimberton. American Journal, 1872, et Med. Times, 1872, t. II, p. 173.

XXXVII. — Podraski. Billroth et Pitha, 1871-75, p. 117.

XXXVIII. — Pye. In Morand. Taille au haut appareil.

XXXIX. — Rendall. Med. Times, 1857, t. I, p. 215.

XL et XLI. — Robert. De l'influence des variétés anat. sur les opérations chirurgicales. In journal des progrès des sciences et institut. médicales. Paris, 1828, t. VIII.

XLII et XLIII. — Solly. Medic. Times, 1856 (1), t. 1, p. 312. Lancet, 1862, t. II, p. 3.

XLIV. — Shaw. Lancet, 1825-26, p. 271.

XLV. — Souberbielle. Gaz. des hôp., 1839, p. 371.

XLVI. — Syme. Lancet, 1831-32, t. I, p. 34.

XLVII. — Teale. Med. Times, 1859, t. I, p. 571.

XLVIII, XLIX et L. — Thompson. Traité pratique des maladies des voies urinaires.

LI. — Tonnellé?

LII. — Mac Whinnie. Med. Times, 1856, t, II, p. 591.

LIII. — In thèse Baudin, Paris 1820.

LIV, LV, LVI, LVII et LVIII. — Med. Times, 1859, t. I, p. 32, et t. II, p. 13.

LIX. — In Med. Times, 1859, t. II, p. 13.

LX. — In Castera, th. Paris, an X.

LXI. — In Provincial medical and surgical Journal, 15 sept. 1856.

B. — OBSERVATIONS D'HÉMORRHAGIE AVEC MORT DE L'OPÉRÉ.

Obs. LXII. — Babington. Medico surg. Review, april 1833.

LXIII. — Barnett, id.

(1) Ou 1857.

Obs. LXIV. — Birkett. Med. Times, 1855, t. I.

LXV. — Boyer. In th. de Tréyéran. Paris, an X.

LXVI. — B. Brodie. Medico surg. Review., april 1833.

LXVII. — Browne. Lancet, 1865, t. II, p. 700.

LXVIII, LXVIX, LXX. — Cadges. British med. J., 1872, t. II, p. 426.

LXXI. — Id. et Lancet, 1861, t. II, p. 377.

LXXII. — Civiale. Lancet, 1829-1830, t. II, p. 233.

LXXIII. — Gaz. des hôp., 1er mars 1839.

LXXIV, LXXV, LXXVI. — Come. In Rapport de Louis, etc., 1819, et Taille hypog., 1779.

LXXVII. — Deguise. In Dupuytren. Mêm., etc., Bégin et Samson.

LXXVIII. — Delpech. In thèse de Giniez. Paris, 1828, p. 109.

LXXIX. — Dolbeau. Gaz. des hôp., 1868, p. 404.

LXXX. — Dupuytren. Leçons orales de clinique chirurgicale, 1832.

LXXXI. — Id., t. II, p. 32, et thèse sur la lithotomie, 1812.

LXXXII, LXXXIII, LXXXIV. — Fergusson. Lancet, 1856, t. I, p. 152; 1864 et 1865, t. II, p. 671.

LXXXV. — Green. London medic. Gaz., 1828, p. 544, et Lancet, 1827-28, p. 2, ou 207 ou 907.

LXXXVI. — Guyon. In thèse Patoureau, Paris, 1872.

LXXXVII. — Heath. British med. J., 1878, t. II, p. 833.

LXXXVIII. — Hey. Med. Times, 1856, t. I, p. 362-363.

LXXXIX. — Hilton. Med. Times, 1855, t. I, p. 436.

XC. — Hilton. Med. Times, 1856, t. II, p. 142.

XCI. — Humphrey. Lancet, 1864, t. I, p. 460.

XCII, XCIII. — Frère Jacques. In rapport de Méry, etc.

XCIV, XCV, XCVI. — Keith. British med. J., 1871, t. II.

XCVII, XCVIII, XCIX. — Key. Lancet, 1825-26, p. 589, et id., 1826-27, p. 607.

C. — Lawrence. Lancet, 1828-29, t. II, p. 218.

CI. — Lawrence. Lancet, 1850, t. I, p. 508.

CII. — Lawrence. Med. Times, 1857, t. II, p. 353.

CIII. — Id. Lancet, 1829-20, t. I, p. 355.

CIV. — Id. London med. Review, 1828, p. 546.

CV. — Mariott. Lancet, 1869, t. II, p. 150 ou 156.

Obs. CVI. — Nünnh. Lancet, 1847, t. I, p. 343.

CVII. — Paget. Med. Times, 1853, t. II.

CVIII. — Patoureau père. In th. Patoureau fils, Paris, 1872.

CIX. — Pelletan. Clin. chirurg.

CX. — Pouteau. Taille au niveau.

CXI. — Quain. Lancet, 1841-42, t. II, p. 481.

CXII. — Reliquet. Leçons sur les hémorrh. des voies urin., 1873.

CXIII. — De Renzi. Lancet, 1834-35, t. II, p. 48.

CXIV. — Roux. Gaz. des hôp., 1831, p. 301.

CXV. — Simon. Med. Times, 1857, t. I, p. 112.

CXVI. — Solly. Lancet, 1855, t. I, p. 177.

CXVII. — Souberbielle. Taille hypog. (th. de Dubouch, Paris, 1857), p. 20.

CXVIII, CXIX. — Teale. Med. Times, 1855, t. II, p. 343. Id. 1859, t. I, p. 571. Id. 1858, t. I, p. 428.

CXX. — Teevan. Med. Times, 1874, t. II, p. 324.

CXXI. — Thornill. In Morand. Taille au haut appareil.

CXXII. — Thompson. Lancet, 1877, t. II, p. 389.

CXXIII. — Travers. Lancet, 1826-27, p. 443.

CXXIV. — Verneuil. In thèse Walmé. Paris, 1853.

CXXV. — Vincent. Lancet, 1862-33, t. I, p. 505.

CXXVI. — Arch. génér. de médecine, 1831.

CXXVII. — Med. Times, 1859, t. II, p. 13.

CXXVIII, CXXIX. — Med. Times, 1859, t. I, p. 32.

C. — Hémorragies suivies de guérison.

CXXX. — Amussat. Gaz. des hôp., 1831, p. 310.

CXXXI. — Anon. Med. Times, 1859, t. I, p. 342.

CXXXII. — Arcet (d'). In Malgaigne. Méd. opérat., p. 663.

CXXXIII. — Bambrige. British med. J., 1876, t. II, p. 393.

CXXXIV, CXXXV, CXXXVI. — Bégin. Mém. sur l'hémorrhagie consécutive à la taille.

CXXXVII. — Birkett. Med. Times, 1856, t. I, p. 8.

CXXXVIII. — Birkersteth. Med. Times, 1857, t. I, p. 215.

CXXXIX. — Bœckel. Gaz. de Strasbourg, janv. 1873.

CXL, CXLI. — Benfield. Lancet, 1869, t. II, p. 156.

CXLII. — Boissaric. Gaz. des hôp., 1873, p. 1122.

CXLIII. — Bouisson. In th. Walmé. Paris, 1858.

Obs. CXLIV. — Boyer. Gaz. des hôp., 1829, p. 69.

CXLV. — Id. Gaz. des hôp., 1828, p. 190.

CXLVI. — Id. In th. Baudin. Paris, 1820.

CXLVII. — Id. Traité des maladies chirurgicales. Art. Taille.

CXLVIII. — Id. In th. Erard. Paris, 1822.

CXLIX. — Brake. Med. Times, 1861, t. II, p. 160.

CL, CLI. — B. Brodie. *Loco citato*, p. 387.

CLII. — Brulatour. Gaz. des hôp., 1831.

CLIII. — Buck. New-York med. and surg. J., april 1867, t. V.

CLIV. — Canton. Lancet, 1862, t. I, p. 36.

CLV. — Chassaignac. Bull. Soc. de chir., t. II, p. 298.

CLVI. — Childs. Med. Times, 1855, t. II, p. 495.

CLVII. — Civiale. Cystot, 1870.

CLVIII. — Cloquet. Gaz. des hôp., 1839, 1er mars.

CLIX. — Cock. Med. Times, 1855, t. II, p. 35.

CLX. — Id. Med. Times, 1857, t. I, p. 538.

CLXI. — Id. Lancet, 1850, t. I, p. 591.

CLXII. — Coleman. Med. Times, 1856, t. I, p. 363.

CLXIII, CLXIV, CLXV, CLXVI, CLXVII, CLXVIII. — Collot. Tr. de la taille.

CLXIX, CLXX, CLXXI, CLXXII, CLXXIII. — Frère Côme. In Louis. Rapport, etc.

CLXXIV. — Coqué. In rapport de Louis, etc.

CLXXV. — Coulson. Lancet, 1862, t. II, p. 171.

CLXXVI. — Id. Med. Times, 1852, t. II, p. 466.

CLXXVII. — Med. Times, 1857, t. I, p. 112 (Curling).

CLXXVIII. — Deguise. Gaz. des hôp., 1845, 6 déc.

CLXXIX, CLXXX, CLXXXI, CLXXXII. — Deschamps. *Loco citato*. — In th. de Castera, Paris.

CLXXXIII. — Deschamps.

CLXXXIV. — Dopaul. In th. Walmó.

CLXXXV. — Devienne. In Dupuytren. Nouvelle méthode pour la taille. In Cheselden (trad. franç.), Paris, 1818.

CLXXXVI. — Desault. In Deschamps, *loco citato*, t. III, p. 9.

CLXXXVII. — Id. Œuvres chirurg., par X. Bichat. Paris, 1798, t. II, p 419.

CLXXXXIII. — Dolbeau. Pierre dans la vessie. p. 157.

Obs. CLXXXIX. — Dubois. In th. Leproust, Paris an XIII.
CXC. — Duke. Lancet, 1837-38, t. II, p. 695.
CXCI. Dulles. American Journ., 1877, p. 16 ou 116.
CXCII. — Dupuytren. Thèse, Paris, 1812.
CXCIII. — Dupuytren. Leç. or. de clin. chirurg., 1832, t. II,
p. 328 et suiv.
CXCIV. — Id. Gaz. des hôp., 1831, p. 285 et 290.
CXCV. — Durham. Med. T., 1873.
CXCVI. — Dussaussoy. In Méd. opérat. de Velpeau.
CXCVII, CXCVIII. — Earle. Lancet, 1826-7, p. 745.
CXCIX. — Id. In Brodie's, loc. cit., p. 387.
CC, CCI. — Erichsen. Lancet, 1855, t. I, p. 261.
CCII. — Fearn. Med. T., 1857, t. I, p. 215.
CCIII. — Fergusson. Lancet, 1841-2, t. II, p. 257.
CCIV, CCV, CCVI. — Id. Lancet, 1848, t. I, p. 285 ; 1866,
t. II, p. 9 ; 1862, t. I, p. 59 ou 591.
CCVII, CCVIII, CCIX, CCX, CCXI. — Id. Med. Times, 1857,
t. I, p. 208 ; 1856, t. I, p. 152 et 209 ; 1857, t. II, p. 297 ;
1851, t. II, p. 532.
CCXII, CCXIII. — Id. Med. Times, 1851, t. II. p. 636 ; 1850,
t. I ou II, p. 642.
CCXIV. — Fleury. Gaz. des hôp., 1849, p. 525.
CCXV. — Forster. Lancet, 1851, t. II, p. 581.
CCXVI. — Furner. Lancet, 1853, t. II, p. 164.
CCXVII. — Gant. Lancet, 1862, t. II. p. 172.
CCXVIII, CCXIX. — Gardin. Med. T., 1871, t. II, p. 127.
CCXX. — De la Garde. British med. J., 1877, t. I, p. 357.
CCXXI. — Garner. Lancet, 1859, t. I, p. 402.
CCXXII. — Gaujot. Gaz. des hôp., 1er sept. 1878.
CCXXIII. — Gosselin. Clin. chirurg., t. II, p. 596.
CCXXIV, CCXXV, CCXXVI, CCXXVII, CCXXVIII. — Gross,
Practical treatise, etc., p. 446 et suiv.
CCXXIX. — Guérin. In Velpeau. Méd. opérat , t II.
CCXXX. — Guersant. Gaz. des hôp., 1844, 15 février.
CCXXXI. — Guyon. In th. Patoureau, 1872.
CCXXXII. — Heath. Lancet, 1865, t. II, p. 9.
CCXXXIII et CCXXXIV. — Id. Lancet, 1865, t. II, p. 674 ;
et 1875, t. I, p. 790.

Obs. CCXXXV. — Henry. Med. T. 1850, t. ?, p. 22.

CCXXXVI. — Hey. Med. T., 1869, t. I, p. 247.

CCXXXVII. — Hey. Med. T., 1847, t. I, p. 215.

CCXXXVIII. — Hill. Lancet, 1869, t. II, p. 406.

CCXXXIX. — Id. British med. J., 1877, t. II, p. 569.

CCXL. — Hilton. Lancet, 1855, t. II, p. 278.

CCXLI. — Hilton. Med. T., 1855, t. I, p. 490.

CCXLII. — Id. Med. T., 1855, t. II, p. 35.

CCXLIII. — Holmes Coote Lancet, 1865, t. II, p. 674.

CCXLIV. — Holt. Lancet, 1862, t. I, p. 591.

CCXLV. — Everard Home. In Brodie's, tr. de Paton., p. 387
et suiv.

CCXLVI. — Hughes. Med. T., 1857, t. I, p. 215.

CCXLVII. — Hutke. Med. T., 1871, t. I, p. 98.

CCXLIX, CCL, CCLI. — Humphry. Lancet, 1864, t. I, p. 635
et 460.

CCLII. — Jackson. Lancet, 1862, t. I, p. 144.

CCLIII, CCLIV. — Id. British med J., 1873, t. II, p. 484; et
1871, t. I, p. 552.

CCLV. — Hutchinson. Lancet, 1867, t. I, p. 42.

CCLVI, CCLVII, CCLVIII, CCLIX, CCLX, |CCLXI, CCLXII.
— Frère Jacques. Mery.

CCLXIII. — Johnson. Lancet, 1862, t. ?, p. 198.

CCLXIV. — Id. Med. Times, 1855, t. I.

CCLXV. — Lenoir. Gaz. des hôp., 1846, p. 611.

CCLXVI. — Jones. Med. Times, 1869, t. I, p. 6.

CCLXVII. — Id. Lancet, 1876, t. II, p. 49.

CCLXVIII. — King. Lancet, 1830-1, t. I, p. 472.

CCLXIX. — Id. Med. T., 1860, t. I, p. 116.

CCLXX, CCLXXI. — In Samuel Cooper's. (Pathol. chirurg.,
tr. de Delamare, Paris, 1855, p. 798 et suiv.) Klein

CCLXXII. — Key. Lancet, 1844, t. I, p. 23.

CCLXXIII. — Lallemand. In Brodie's (loco citato, p. 387 et
suiv.

CCLXXIV. — Larrey. Biblioth. du médecin praticien, t. II,
1844), p. 631.

CCLXXV. — Laugier. Dict. en 30. Art. Taille.

CCLXXVI. — Lawrence. Lancet, 1827-8, p. 771.

Obs. CCLXXVII. — Id. London med. Gaz., 1828, p. 519.

CCLXXVIII, — Id. Med. T., 1852, t. II, p. 466 et suiv.

CCLXXIX. — Id. Med. T., 1850, t. ?, p. 142.

CCLXXX. — Lee. British med. J., t. II, p. 203.

CCLXXXI. — Legouest. Gaz. des hôp., 1863, p. 404.

CCLXXXII. — Lizars. British med. Review, 1836, t. II, p. 318.

CCLXXXIII. — Luke. Lancet, 1850, t. I, p. 218.

CCLXXXIV. — Markoë. New-York med. J., 1867, t. V, p. 16.

CCLXXXV, CCXXXVI, CCLXXXVII. — Marriott. Lancet, 1869, t. II, p. 156.

CCLXXXVIII. — Morris. Lancet, 1876, t. II, p. 855.

CCLXXXIX. — Maunoury. In Guérin, Nouvelle manière de tailler (addition à la traduction de Cheselden).

CCXC. — Maunder. British med. J., 1878, t. II, p. 140.

CCXCI. — Maussion. In Deschamps, loco citato, t. II ou IV.

CCXCII. — Mash. Med. T., 1861, t. I, p. 385.

CCXCIII. — Michon. Gaz. des hôp., 1850, p. 385.

CCXCIV. — Mollinié. Maladies des voies urin., p. 402.

CCXCV. — Monad. Lancet, 1849, t. I ou II, p. 610.

CCXCVI. — De Morgan. British med. J., 1873, t. I, p. 671.

CCXCVII. — Moullinié. Gaz. des hôp., 1835, p. 28.

CCXCVIII. — Nélaton. In th. Hernandez. Paris, 1856.

CCXCIX. — Nottingham. Med. T., 1865, t. I, p. 145.

CCC. — Paget. Med. T., 1855, t. II, p. 49 ou 495.

CCCI, CCCII, CCCIII. — Pamard. Revue chirurg. de Paris, 1849, p, 272.

CCIV, CCV. — Patoureau. In th. Patoureau fils. Paris, 1872.

CCCVI, CCCVII, CCCVIII. — Pelletan, loco citato.

CCCIX. — Pelletan. In Dupuytren, loco citato.

CCCX. — Physick. In Dorsey's Elements of Surgery. Philadelphiæ, 1818, t. II, p. 151 et suiv.

CCCXI. — Pimberton. Med. T., 1872, t. II, p. 173.

CCCXII. — Pope. American journal, 1865, p. 276.

CCCXIII. — Pope. Gaz. des hôp., 1864, p. 538.

CCCXIV, CCCXV. — Pouteau. Taille au niveau, 1765, p. 95.

CCCXVI. — Quain. Lancet, 1841-2, t. I, p. 824.

CCCXVII. — Richard. In th. Walmé, 1858.

Obs. CCCXIX. — Richet. Gaz. des hôp., 1868, p. 321.

CCCXIX. — Richet. Gaz. des hôp., 1880, p. 210.

CCCXX. — Rigal de Gaillac. Arch. génér. de médecine, 1831, p. 425.

CCCXXI. — Rigby. Med. T., 1860, t. II, p. 555.

CCCXXII. — Robert. Revue médico-chirurg. de Paris, 1851, p. 55.

CCCXXIII et CCCXXIV. — Roux. Gaz. des hôp., 1845 (7 juin) et 1843 (17 août).

CCCXXV. — Lancet, 1864, t. I, p. 638 (Smith).

CCCXXVI. — Smith. Med. T., 1851, t. II, p. 532.

CCCXXVII. — Smith, Lancet, 1865, t. II, p. 365.

CCCXXVIII. — Jolly. Med. T., t. IX, p. 401.

CCCXXIX. — Lancet, 1855, t. I, p. 177.

CCCXXX. — Lancet, 1862, t. II, p. 3.

CCCXXXI. — Med. T., 1851, t. II, p. 449.

CCCXXXII. — Lancet, 1843-4, t. I, p. 689.

CCCXXXIII, CCCXXXIV. — Lancet, 1862, t. II, p. 3.

CCCXXXV. — Spencer. Americ. journ., 1850.

CCCXXXVI. — Staples. Med. T., 1865, t. II, p. 467.

CCCXXXVII. — Starr. Amer. Journ., 1877, p. 116.

CCCXXXVIII. — Swain. British med. J., 1877, t. II, p. 418.

CCCXXXIX — Syme. Lancet, 1855, t. I, p. 517.

CCCXL. — Teale. Med. Times, 1859, t. I, p. 571.

CCCXLI. — Teevan. Med. T., 1875, t. I, p 363.

CCCXLII. — Teevan. Med. T., 1871, t II, p. 9.

CCCXLIII. — Teevan. Med. T., 1872, t. I, p. 311.

CCCXLIV. — Thompson. Lancet, 1865, t II, p. 7.

CCCXLV. — Thompson, Lancet, 1165, t II, p. 315.

CCCXLVI. — Thompson, Lancet, 1165, t. II, p. 673.

CCCXLVII, CCCXLVIII, CCCXLIX, CCCL, CCCLI, CCCLII, CCCLIII, CCCLIV, CCCLV, CCCLVI, CCCLVII. — Thompson, 1877. Lancet, t. II, p 319

CCCLVIII. — Tolet in Deschamp. Loco citato, t. III, p. 358.

CCCLIX, CCCLX, CCCLXI, CCCLXII. — Tolet. Lithotomie, 1708.

CCCLXIII. — Travers, Lancet, 1827- 8, p. 124,

Obs. CCCLXIV. — Turner. Med. Times, 1857, t. I, p. 215.

CCCLXV, CCCLXVI, CCCLXVII. — Tyrrel, Lancet, 1827-28, p. 526 et 699, 1828-29, p. 765.

CCCXLVIII. — Verneuil. Gaz. des hôp., 1869, p. 530.

CCCLXIX. — Ure. Lancet, 1862, t. I, p. 504.

CCCLXX. — Voillemier. Gaz. des hôp., 1863, p. 404.

CCCLXXI. — Walter. In th. Walmé. Paris, 1858.

CCCLXXII. — Walton. Med. T., 1856, t. II, p. 142.

CCCLXXIII. Williams. British med. J., 1878, t. I, p. 857.

CCCLXXIV. — Wordsworth. Med. T., 1857, t. I, p. 538.

CCCLXXV, CCCLXXVI. — In th. Castera. Paris, an X.

CCCLXXVII. — Lancet, 1876, t. I.

CCCLXVIII. — Lancet, 1833-34, t. II, p. 554.

TABLEAUX

TABLEAU I.

Statistiques données par quelques auteurs sur la fréquence
de l'hémorrhagie en général.

	Opérateurs.	Opérés.	Hémorrhagies.
	Bégin (1).....................	8	3
	Civiale......................	32	1
	Deguise (2)...................	18	1
Taille	Gosselin (3).................	15	1
bilatérale.	Guersant fils (4).............	50	»
	Patoureau (5)................	10	1
	Pope........................	57	2
	Richet......................	6	»
	Samson (6)...................	13	»

(1) Mém. sur l'hémorrh. à la suite de la taille.

(2) Dupuytren. Mémoire sur une manière nouvelle, etc., Bégin et Samson.

(3) Clin. chir., t. II.

(4) Rapport à la Soc. de chirurg., 1861

(5) Patoureau fils. Th. inaugur.

(6) Dupuytren. Loco citato.

Taille latéralisée.	Bambridges (1) 1868-76 (Indes)	199	2
	Bryant (2)	230	2
	Benfich (3)....................	9	1
	Bruycher	7	»
	Cadges (4).....................	54	3
	Pamard, de 1792-1818.........	60	4
	Pimberton....................	60	1
	De Renzi, en 1824............	31	1
	Teale, de 1826 à 1859 et 1864..	59	3
	Tholozan, en Perse...........	14	»
	Thompson, de 1875 à 1877 (pratique civile).............	21	11

Taille médiane.	Benfield (5)...................	25	1
	Bouisson (6)...................	11	»
	Cadges (7)...................	54	»
	Maunder (8).................	20	»
	Pimberton...................	20	»
	Teale, 1826 à 1860...........	13	»

Appareil non spécifié.	A Breslau, de 1828 à 1833.....	13	»
	Coulson (9) 1851.............	5	1
	Garden (10) Suddur dispensary.	250	2
	Gross.......................	24	3
	Heath (11) 1875.............	13	1
	Paul.......................	5	»
	Southam	38	»
	Total.................	**1444**	**45**

Soit 3 pour 100.

(1) British m. j., II, 393, 1876-8.
(2) British m. j., I, p. 538, 1862.
(3) Lancet, 1869, t. II, p. 156.
(4) British m. j., II, p. 426.
(5) Lancet, 1869, t. II, p. 156.
(6) Walmé. Th. Paris.
(7) British m. j., t. II, p. 426.
(8) Lancet, 1876, t. I, p. 513.
(9) Med. T., 1851, t. II, p. 532.
(10) Med. T., 1871, II, p. 127.
(11) Lancet, 1875, I.

TABLEAU II.

(Analyse de 900 observations recueillies dans les publications fran-
çaises, anglaises et américaines, au sujet de la fréquence de l'hémorrhagie).

900 opérations de taille......... 162 hémorrhagies.
Ou 18 pour 100..

TABLEAU III.

(Cahier des tailles de Necker. Fréquence de l'hémorrhagie.)

	Opérations.	Hémorrhagies.
Cahier des tailles de Necker...........	15	4
Guyon (Necker. Janvier à juin 1880).....	6	1
Total................	21	5

ou 23 pour 100.

TABLEAU IV.

(Statistiques données par quelques auteurs. Influence
de l'enfance.)

		Opérés.	Hémorrhagies.
Taille latéralisée	Breycher, de 1 an 1/2 à 9 ans.	7	»
	Bryant (1) au-dessous de 10 ans.	129	2
	Th. Smith (2)...............	20	»
	Coulson....................	5	1
	Tholozan (Perse) de 7 à 10 ans.	14	»
	Teale, 1826 à 1859...........	11	»
Taille bilatérale.	Guersant fils................	50	»
	Total................	236	3

1,30 pour 100.

(1) British m. j., 1862, I, p. 528.
(2) Lancet, 1869, II, p. 156.

TABLEAU V.

(Résultats de l'examen de 900 observations de taille au sujet de l'influence de l'âge (1).

	Opérés.	Hémorrhagies.			
0 à 2 ans.	30	3	soit 10	pour 100
2 à 5 —	210	15	7.14	—
5 à 10 —	155	11	7.14	—
10 à 20 —	107	19	17.8	—
20 à 30 —	61	18	30.3	—
30 à 40 —	44	14	31.7	—
40 à 50 —	34	12	35.7	—
50 à 60 —	63	20	21.7	—
60 à 70 —	88	29	33	—
70 —	29	6	23	—

TABLEAU VI.

(Examen de 380 cas d'hémorrhagie au point de vue de l'âge du sujet ((2).

	Observations d'hémorrhagie.	La taille étant faite 4 fois plus souvent dans l'enfance qu'à 40 ans et 8 fois plus souvent qu'à 60 ans et au-dessus, s chiffres reviennent à :	
De 0 à 10 ans.	49		= 49
10 à 20 —	34		»
20 à 30 —	41		»
30 à 40 —	28		»
40 à 50 —	36	× 4	= 144
50 à 60 —	49		»
60 à 70 —	51		»
70 à 80 —	15	× 8	= 120

(1) Une statistique de Teale de 49 tailles latéralisées chez des sujets de 10 à 20 ans, sans un seul cas d'hémorrhagie.

(2) 303 seulement de ces observations mentionnent l'âge du sujet.

TABLEAU VII.

(Examen de 60 observations au sujet de l'influence de l'état de santé
du sujet sur la production de l'hémorrhagie.)

Sur 60 observations d'hémorrhagie, indiquant l'état de santé :
    28 fois, le sujet est vigoureux, sanguin, etc.
    27 —   —   est faible, pâle, etc.
    6 —   —   est nerveux, etc.

TABLEAU VIII.

(Examen de 72 cas au sujet de l'influence de la durée
de la maladie calculeuse.)

Sur 72 cas d'hémorrhagie après la taille :
    21 fois, la maladie date de 12 à 30 ans.
    38 —   —   de 2 à 6 ans.
    8 —   —   de quelques mois seulement.

TABLEAU IX.

(Examen de 14 cas de taille faite chez des gens-porteurs de rétrécissements de l'urètre ou de fistules urinaires.)
Sur 14 tailles, se trouvant dans ce cas :
    6 fois, il y eut hémorrhagie.
    8 fois, il n'y en eut pas.

TABLEAU X.

(Examen de 6 observations de taille chez des sujets à tendance
hémorrhagique.)

Sur 6 tailles, se trouvant dans ces circonstances :
    4 fois, il y eut hémorrhagie.
    2 fois, elle ne se produisit pas.

Rouxeau.   8

TABLEAU XI.

(Examen de 1096 opérations de taille au sujet de l'influence du procédé
opératoire sur la production de l'hémorrhagie.)

	Cas.	Hémorrhagies.		
Taille bilatérale......	209	9	soit 4,3	pour 100
— latéralisée.....	744	28	3,7	—
— médiane.......	143	1	0,6	—

TABLEAU XII.

(Examen de 342 observations au point de vue de l'influence du procédé
opératoire.)

	Opérations.	Hémorrhagies.		
Taille bilatérale......	35	4	soit 11,4	pour 100
— latéralisée	199	39	19,6	—
— médiane.......	99	13	13,1	—
— recto-vésicale...	9	1	11	—

TABLEAU XIII.

(Examen de 163 observations d'hémorrhagie, au point de vue
de l'influence du procédé opératoire.)

Sur 163 observations d'hémorrhagie indiquant le procédé opératoire
employé :

26 fois, l'opération était la taille	bilatérale
96 — — —	latéralisée.
18 — — —	médiane.
5 — — —	médio-bilatérale
18 — — —	recto-vésicale

TABLEAU XIV.

(Examen de 127 cas d'hémorrhagie au point de vue de la source
du sang.)

1º Su: 127 cas d'hémorrhagie indiquant la source du sang :

Elle est notée comme artérielle..	84 fois.
Veineuse..................	26 —
Bulbaire...................	3 —
Venant d'une plaie du rectum...	3 —
D'une déchirure de l'urèthre....	1 —

2º Sur les 84 cas d'hémorrhagie artérielle, 48 fois l'artère blessée est
indiquée :

Bulbeuse......	22 fois.
Superficielle	16 —
Honteuse (1)................	8 —
Hémorrhoïdale inférieure........	2 —

TABLEAU XV.

(Analyse de 150 observations d'hémorrhagie secondaire, au point
de vue de l'époque d'apparition de l'accident (2).

1º Dans les 24 heures qui suivent l'opération :

Elle est apparue.............		62 fois.
Presque immédiatement.......	10 fois.	
6 premières heures...........	49 —	
Reste de la journée.........:	3 —	
2º Après les premières 24 heures..		80 fois.

(1) Les faits de blessure de la honteuse frappent trop pour être com-
parés dans une statistique aussi limitée à ceux plus facilement passés
sous silence de blessure de la bulbeuse ou de la superficielle.

(2) Un certain nombre de ces observations concernent des hémorrhagies qui se sont reproduites plusieurs fois dans e cour du traitement.

C'est alors surtout dans les 6 premiers jours :

3º	Après le 12º jour...............	7 fois
4º	Au 22º jour...................	3 —
5º	Au 28º jour...................	2 —

TABLEAU XVI.

(Analyse de 26 cas d'hémorrhagie veineuse.)

Sur 288 cas d'hémorrhagie primitive, elle fut veineuse 13 fois.

Soit 4,5 pour 100.

Sur 150 cas d'hémorrhagie secondaire, elle fut veineuse 13 fois,

Soit 9 pour 100.

D'où l'hémorrhagie veineuse, est juste 2 fois plus fréquente dans l'hémorrhagie secondaire que dans la primitive.

TABLEAU XVII.

(Analyse de 119 cas d'hémorrhagie secondaire au point de vue de l'âge du sujet.)

Chiffres qu'on peut interpreter comme pour le tableau VI.

21 cas ont trait à des sujets au-dessous de 20 ans.	= 21
38 — — de 20 à 40 ans.	
21 — — de 40 à 60 ans.	$\times$ 4 = 84
39 — — au-dessus de 69 ans. $> \times$ 8 = 312	

TABLEAU XVIII.

(Analyse de 29 cas d'hémorrhagie secondaire, au point de vue de l'extraction du calcul.)

Dans 19 observations d'hémorrhagie secondaire, l'extraction fut violente.

Dans 10 — d'hémorrhagie secondaire, l'extraction fut facile.

TABLEAU XIX.

(Analyse de 13 observations de mort rapide à la suite de l'hémorrhagie
au sujet de l'époque de la mort.)

Frère Côme..	La mort arriva chez l'opéré au bout de 6 à 8 heures		
Keith	—	—	20 heures.
La Peyronie.....	—	—	18 —
Pimberton.......	—	—	24 —
Robert..........	—	—	Quelques heures.
Shaw...	—	—	12 heures.
Anonyme (1).....	—	—	12 —
Brodie..........	—	—	Quelques heures.
Guyon..........	—	—	12 à 15 heures.
A. Cooper.......	(4 cas sans plus de détails.)		

TABLEAU XX.

(Analyse de 24 observations d'hémorrhagie, au sujet de l'époque
de la mort.)

Dans 5 cas, la mort survint au bout de	2 jours.		
5	—	3	—
4	—	4	—
2	—	5	—
2	—	6	—
2	—	7	—
1	—	8	—
1	—	15	—
1	—	17	—
1	—	18	—

____

(1) Provincial med. and surg. Journ., sept. 1852

TABLEAU XXI.

(Analyse de 25 cas de mort à la suite de la taille, dans lesquels l'hémorrhagie ne joua qu'un rôle accessoire, au point de vue des accidents causés par le tamponnement.)

Maladies qui ont causé la mort.	Nombre de cas.	Tampon-nement.	Pas de tamponnement.
Abcès pelvien...............	12	3	9
Cystite.....................	2	0	2
Pelvipéritonite.............	7	2	5
Gangrène du périnée........	1	1	»
Pyohémie...................	2	1	1
Suppuration des corps ca-verneux................	1	1	»

TABLEAU XXII.

(Analyse de 27 cas de tamponnement, au point de vue du temps
que l'appareil resta appliqué.)

Chez	1	opéré, il resta appliqué	4 heures.
	1	—	6 —
	5	—	1 jour.
	3	—	2 —
	5	—	3 —
	3	—	4 —
	4	—	5 —
	5	—	6 —

Chez ces 27 l'appareil appliqué en moyenne 75 heures.

TABLEAU XXIII.

(Analyse de 15 cas de tamponnement, au point de vue l'époque
de la cicatrisation.)

Chez 2 tamponnés, la cicatrisation fut obtenue au bout de 3 mois.
5	—	—	2 m. 1/2.
1	—	—	41 jours.
1	—	—	32 —
1	—	—	30 —
1	—	—	26 —
1	—	—	25 —
1	—	—	19 —
1	—	—	15 — (1).

Chez ces 15 tamponnés, elle arriva en moyenne en 51 jours.

TABLEAU XXIV.

(Analyse de 11 cas de taille sans tamponnement, au point de vue
de l'époque de la cicatrisation.)

Elle fut obtenue une fois au bout de 75 jours.
—	—	60 —
—	—	55 —
—	—	44 —
—	—	38 —
—	—	27 —
—	—	26 —
—	—	25 —
—	—	21 —
—	—	15 —
—	—	7 —

En moyenne, au bout de 36 jours.

(1) Chez celui-ci le tamponnement avait été laissé 5 jours.

APPENDICE

Taille avec l'écraseur linéaire. — Chassaignac (1) proposa, en 1856, l'écrasement linéaire comme procédé opératoire applicable à la taille. Son procédé fut décrit : en 1862 par Servoin (2) qui donna en même temps deux observations, et en 1866 par Brun (3) qui en publia quatre nouvelles. Nous n'avons pas à décrire ici cette opération. Quant aux résultats, voici quels ils furent chez ces six malades. L'un d'eux ne fut complètement guéri qu'au bout de trois ans et demi ; un autre avait encore une fistule au bout de neuf mois ; la plaie chez les quatre derniers n'était pas encore cicatrisée au bout de deux, trois ou quatre mois : un d'eux mourut des suites de l'opération. Chassaignac (4) exposa sa méthode en 1863 et en 1870, à la Société de chirurgie, comme moyen d'éviter l'hémorrhagie de la taille : à cette époque il comptait 13 opérés dont nous ne connaissons pas les résultats. Sa communication fut accueillie sans faveur du reste.

Taille avec les caustiques. — Vallette (5), de Lyon, imagina de pratiquer la taille hypogastrique avec les caustiques.

(1) Ecrasement linéaire. Paris, 1856, p. 502.
(2) Taille recto-vésic. par écrasem. linéaire. Th. Paris, 1862.
(3) Id. Thèse Paris, 1866.
(4) Gaz. des hôp., 1863, p. 487, et 1870, p. 53.
(5) Soc. de chirurgie, VII, p. 523.

Son procédé a été décrit par Perret (1) en 1858. Il se servait de la pâte de Canquoin, dont il faisait deux à trois applications ; puis il ouvrait la vessie au lithotome et le reste de l'opération ne présentait aucune particularité. Perret donne quatre observations. Il fallut chaque fois 2 ou 3 applications du caustique ; la durée du traitement varie entre un et deux mois) : dans un cas il fallut débrider à cause de l'insuffisance de l'ouverture et il en résulta une hémorrhagie. Un des opérés, dit l'auteur, mourut après sa guérison d'une fièvre intermittente. Nous avons recueilli une autre observation de Beauvais (2) dont l'opéré mourut de pyohémie avant que l'eschare eût été incisée.

Taille avec l'anse galvanique. — Amussat (3) fit une taille périnéale avec l'anse galvanique le 10 août 1871, chez un homme épuisé : elle fut facile, et il n'y eut pas le moindre écoulement de sang. C'est ce que recherchait l'opérateur. A la fin du mois l'opéré commençait à sortir. La taille suspubienne a été également pratiquée par ce procédé avec le même succès et dans les mêmes circonstances en 1870. (Journ. de Lucas-Championnière, 1870, p. 161).

Taille au thermo-cautère. — M. Théophile Anger (4) proposa en 1877 de tailler avec le thermo-cautère : il usa de ce procédé vers cette époque chez deux calculeux et l'opération réussit à merveille. Il ne se servait alors du thermo-cautère que pour les incisions extérieures : il coupait à pe-

(1) Th. Paris, 1853.
(2) Union méd., 1879, p. 399.
(3) Journal de Lucas, 1871, p. 401.
(4) Soc. de chir., 1877, p. 487 et suiv.

tits coups rapides suivis chaque fois d'une irrigation d'eau froide. La plaie se cicatrisa rapidement. Aujourd'hui, M. Anger n'hésite pas à pratiquer toute l'opération avec cet instrument. M. Verneuil (1) a usé également de ce procédé dans l'uréthrotomie externe.

(1) Soc. de chir., 10 et 17 mai 1880.

INDEX BIBLIOGRAPHIQUE

DES TRAVAUX PARUS SUR L'HÉMORRHAGIE DANS LA TAILLE.

Bégin. — Mémoire sur l'hémorrhagie à la suite de la taille périnéale, et sur un moyen efficace d'y remédier. (Annales de la chirurgie, t. VI (1842), p. 129.)

Erard. — De l'hémorrhagie à la suite de l'opération de la taille par l'appareil latéral. (Th. Paris, 1822.)

Leproust. — De l'hémorrhagie déterminée par l'opération de la taille latéralisée. (T. Paris, an XIII.)

Pinéda. — De l'hémorrhagie dans l'opération de la taille périnéale chez l'homme. (Th. Paris, 1880.)

Richerand. — Mémoire sur l'hémorrhagie après l'opération de la taille latéralisée. (Mém. de la Soc. méd. d'émul., an VIII (2e année), p. 269.)

TABLE DES MATIÈRES

Paris. — A. PARENT, imprimeur de la Faculté de Médecine, rue M. le-Prince, 29-31.

PUBLICATIONS

Paris. — A. PARENT, imp. de la Faculté de Médecine, r. M.-le-Prince, 29-31